INFO-DIENST

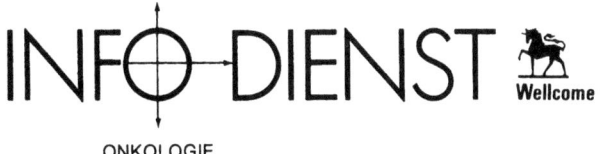

ONKOLOGIE

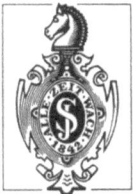

Hämatologie

Von R. Burkhardt

Mit 8 Abbildungen

Springer-Verlag
Berlin Heidelberg New York 1978

Professor Dr. Rolf Burkhardt
Abteilung für Knochenmarksdiagnostik
an der Medizinischen Klinik Innenstadt
der Universität München,
Abteilung Hämatomorphologie
am Institut für Hämatologie
der Gesellschaft für Strahlen-
und Umweltforschung
Ziemssenstr. 1
D-8000 München 2

ISBN-13: 978-3-540-08901-8   e-ISBN-13: 978-3-642-86933-4
DOI: 10.1007/978-3-642-86933-4

CIP-Kurztitelaufnahme der Deutschen Bibliothek. *Burkhardt, Rolf:* Hämatologie. –
Berlin, Heidelberg, New York : Springer, 1978. – (Taschenbücher Allgemeinmedizin)

Das Werk ist urheberrechtlich geschützt. Die dadurch begründeten Rechte, insbesondere
die der Übersetzung, des Nachdruckes, der Entnahme von Abbildungen, der Funksen-
dung, der Wiedergabe auf photomechanischem oder ähnlichem Wege und der Speiche-
rung in Datenverarbeitungsanlagen bleiben, auch bei nur auszugsweiser Verwertung,
vorbehalten.
Bei Vervielfältigungen für gewerbliche Zwecke ist gemäß § 54 UrhG eine Vergütung an
den Verlag zu zahlen, deren Höhe mit dem Verlag zu vereinbaren ist.
© Springer-Verlag Berlin · Heidelberg 1978

Die Wiedergabe von Gebrauchsnamen, Handelsnamen, Warenbezeichnungen usw. in
diesem Werk berechtigt auch ohne besondere Kennzeichnung nicht zu der Annahme,
daß solche Namen im Sinne der Warenzeichen- und Markenschutz-Gesetzgebung als frei
zu betrachten wären und daher von jedermann benutzt werden dürften.

Satz- und Bindearbeiten: Appl, Wemding
Druck: aprinta, Wemding
2121/3321-5 4 3 2 1

Vorwort

Es gibt zahlreiche, didaktisch hervorragende hämatologische Kompendien für die Bedürfnisse von Studenten und Klinikärzten. Den Allgemeinarzt, der den Elementarunterricht lang hinter sich, eine große Erfahrung gegenwärtig und zuviel Arbeit vor sich hat, werden möglicherweise weder ein „Kleiner Katechismus" noch die Exerzitien einer „advanced hematology" ansprechen. Wird er zufrieden sein mit kochbuchartig knappen Anweisungen? Es ist schwer, den verordneten Extrakt an „Tatsachenwissen" so zuzubereiten, daß er auch genießbar bleibt. Um die Wahl zu treffen, müßte man gleich gut zu Hause sein in der Welt der Praxis und in den Gärten der Hämatologie. Vor diesem Anspruch bleibt nur die Hoffnung, daß der schmale Pfad zwischen dem Zuwenig und Zuviel nicht ganz verfehlt wurde und daß etwas von dem Vergnügen der Wegsuche sich auf den Leser übertragen möge.

München, Juni 1978   Rolf Burkhardt

Inhalt

Vorwort V

Allgemeiner Teil

1 Allgemeine Grundsätze 1

2 Hämatologische Krankheitserscheinungen 2
2.1 Subjektive Beschwerden 2
2.2 Allgemeine Krankheitserscheinungen 3
2.3 Organveränderungen 3

3 Elementare hämatologische Labordiagnostik 5
3.1 Blutkörperchensenkung (BKS, Westergren) 5
3.2 Blutbild 8
3.3 Retikulozytenzählung 13
3.4 Hämoglobinbestimmung 13
3.5 Erythrozytenzählung 14
3.6 Hämatokrit 15
3.7 Leukozytenzählung 16
3.8 Thrombozytenzählung 16
3.9 Blutungszeit 16
3.10 Gerinnungszeit und Retraktion 17
3.11 Äthanoltest (Godal) 17
3.12 Urinuntersuchungen 18
3.13 Stuhluntersuchung zum Blutnachweis 19

Spezieller Teil

1 Hämatologische Komplikationen bei nichthämatologischen Krankheiten 20
1.1 Sekundäre Anämien 20
1.2 Sekundäre Polyzythämie (Polyglobulie) 21
1.3 Leukämoide Reaktion 21
1.4 Blutung 22
1.5 Thrombose 22
1.6 Disseminierte intravaskuläre Gerinnung 23
1.7 Hämolyse 24

2	Hämatologische Nebenwirkungen der Therapie	25

3	Blutkrankheiten	32
3.1	Störungen der Erythrozytopoese	32
3.2	Aplastische Anämie (Knochenmarkinsuffizienz)	35
3.3	Eisenmangel-Anämie	41
3.4	Perniziöse Anämie (Morbus Biermer-Addison)	48
3.5	Hämolytische Anämien	55
3.6	Agranulozytose	70
3.7	Idiopathische thrombozytopenische Purpura (M. Werlhofii)	74
3.8	Hämophilie und Koagulopathien	77
3.9	Lymphozytopenie und Antikörpermangel (AMS)	82
3.10	Myeloproliferative Störungen	85
3.11	Reifzellige lymphatische Leukämie (chronische lymphatische Leukämie, Chronic Lymphocytic Leukemia = CLL)	103
3.12	Unreifzellige Hämoblastosen (akute Leukämie)	107
3.13	Myelom (Plasmozytom, Morbus Kahler)	115
3.14	Lymphogranulomatose (Morbus Hodgkin)	123

Sachregister 131

Zeichenerklärung:
- ▶ diagnostische Angaben
- ● Laborangaben
- ■ Therapieangaben

Allgemeiner Teil

Hämatologische Grundkenntnisse werden zur Lösung vieler diagnostischer und therapeutischer Fragen der Allgemeinpraxis gebraucht. Die richtige und rechtzeitige Anwendung erfordert allerdings auch Erfahrung, die sich nicht vollständig vermitteln läßt. Einen Weg und die Werkzeuge dazu zu zeigen, ist der Sinn der folgenden Kapitel.

1 Allgemeine Grundsätze

Jedes hämatologische Problem der Praxis kann zunächst an einigen Erfahrungstatsachen gemessen werden:

1. Krankhafte Veränderungen des Blutes oder der blutbildenden Organe sind *häufig*. Meistens lassen sie sich mit einfachen diagnostischen Mitteln auf eine *nichthämatologische Grundkrankheit* zurückführen. Wo dies nicht der Fall ist, kann eine solche oft noch nach eingehender Beobachtung gefunden werden.
2. *Primäre*, angeborene oder erworbene, Störungen der Hämatopoese, also die eigentlichen „Blutkrankheiten", sind *selten* (0,94% der internistischen Diagnosen). Der Weg zur Diagnose der *angeborenen*, meistens vererbten, Hämatopoese-Störungen erschließt sich oft durch wenige Fragen nach ähnlichen Erscheinungen innerhalb der Familie, nach dem Auftreten von Entwicklungsstörungen, nach dem Beginn der Symptome und nach Komplikationen anläßlich von operativen Eingriffen oder Unfällen. Dies gilt ganz besonders für die Differentialdiagnose der Blutungsübel. Die Diagnose der *erworbenen*, primären Blutkrankheit wird desto wahrscheinlicher, je später die Erscheinungen auftreten, je mehr sie sich auf die gesamte Hämatopoese ausdehnen, je gleichmäßiger sie die blutbildenden Organe befallen und je enger sie sich auf diese beschränken. *Blutkrankheiten zeigen in der Regel generalisierte, systematisierte und organspezifische Krankheitserscheinungen.*
3. Mit wenigen Ausnahmen verlaufen die primären Blutkrankheiten *chronisch*, höchstens subakut. Sie beginnen in der Regel mit geringfügigen Krankheitszeichen, die dem entgehen, der sie nicht erfragt und aufsucht.

Zur hämatologischen Diagnostik muß und darf man sich also gewöhnlich Zeit nehmen. Sie muß in der Praxis mindestens bis zum konkreten *Verdacht* auf ein spezielles hämatologisches Problem getrieben werden. Sonst wächst die Gefahr, daß dramatische Komplikationen einer bis dahin unbekannten Blutkrankheit die eigentliche *Diagnose verschleiern* und wirksame Abhilfe verzögern. Ein Beispiel ist die aplastische Anämie, die plötzlich als innere Blutung oder Sepsis in Erscheinung tritt. Bei einigen akut lebensbedrohenden Zuständen, die häufiger als Komplikationen von Blutkrankheiten auftreten, muß sofort an diese Möglichkeit gedacht werden. Geeignete diagnostische und therapeutische Mittel müssen bereitstehen, damit sie spätestens bei einer Verzögerung der Krankenhausaufnahme angewendet werden können. *Deswegen müssen auch einige seltenere hämatologische Leiden dem Allgemeinarzt vertraut sein, namentlich, wenn sie ihn auf die Dauer mehr beschäftigen als manche weit häufigere, aber kürzere Krankheit.*

2 Hämatologische Krankheitserscheinungen

Um den Blick für die Anzeichen von primären und sekundären Blutkrankheiten zu schärfen, ist es empfehlenswert, sich die folgenden häufigeren Merkmale, geordnet nach Organsystemen, einzuprägen:

2.1 Subjektive Beschwerden

1. Körperlicher und geistiger Leistungsabfall mit Rückgang der Geschlechtsfunktionen und Kälteempfindlichkeit, eventuell Kopfschmerz über Stirn und Scheitel, als Anämiesymptome, subjektiv desto deutlicher empfunden, je rascher die Anämie eingetreten. Fast immer treten solche Beschwerden auf, wenn die Zahl der roten Blutkörperchen unter 3,0 Millionen/mm^3 und das Hämoglobin unter 10,0 g% abgefallen sind.
2. Schwindel, Ohrensausen, Sehstörung, Kältegefühl und Beklemmung als Zeichen von akutem inneren Blutverlust.
3. Hautjucken, generalisiert, bei hämolytischer Cholestase, bei Polyzythämie und bei Lymphogranulomatose.
4. Schleimhautbrennen bei Mangel an Eisen, Folsäure oder Vitamin B$_{12}$.
5. Schluckstörung bei Eisenmangel (Plummer-Vinson Syndrom).
6. Unbestimmte Gliederschmerzen, Sternalschmerz oder Rückenschmerzen bei akuter Hämoblastose oder Myelofibrose; „Alkoholschmerz" bei Lymphogranulomatose.
7. Oberbauchschmerzen bei Milz- oder Lebervergrößerung durch Hämoblastose, Myelofibrose oder maligne Retikulose.

8. Lumbalschmerz bei retroperitonealer Infiltration durch Leukämiezellen, durch Hämatom oder hämolytische Krise.

2.2 Allgemeine Krankheitserscheinungen

1. Fieber, intermittierend bis undulierend: Häufiges, aber uncharakteristisches Frühzeichen bei nahezu allen ernsteren hämatologischen Störungen, vor allem bei den mit Neoplasie oder schwerer Anämie einhergehenden. Charakteristisch: „Pel-Ebstein Fieber" bei Lymphogranulomatose. *Bei jedem „Fieber mit unbekannter Ursache" muß an die Möglichkeit einer Hämoblastose oder Retikulose gedacht werden.*
2. Fieber, septisch: Mit und ohne bakterielle Sepsis bei Abwehrschwäche, häufig bei allen fortgeschrittenen, neoplastischen, toxischen oder immunreaktiven Knochenmarksschädigungen, vor allem auch nach cytostatischer Behandlung.
3. Kachexie: Fehlend selbst bei schweren anämischen Blut- oder Knochenmarksstörungen, soweit diese nicht auf andersartiger, kachexierender Grundkrankheit beruhen. Bei Hämoblastosen und Retikulosen erst in fortgeschrittenen Krankheitsstadien häufiger. *Schwere Kachexie bei unklarer Diagnose ist somit eher ein Argument gegen das Vorliegen einer primär hämatologischen Krankheit.*

2.3 Organveränderungen

1. Haut-Schleimhautblässe bei allen Anämieformen, mit gelblichem Schimmer bei hämolytischen Anämien, mit grau-bläulichem Schimmer bei vermehrter Methämoglobinbildung (mindestens 1,5–2 g Met-Hb).
2. Hochrote Schleimhäute und Kapillarektasie der Haut bei Polyzythämie.
3. Haut-Schleimhautatrophie, längsrissige, konkav verformte Fingernägel und brüchiges Haar bei Eisenmangel. Schleimhautulzera bei Granulozytopenie. Unterschenkelulzera bei Sichelzellanämie. Makroglossie bei Amyloid und Myelom.
4. Herpes zoster bei lymphoproliferativen Störungen mit Antikörpermangel.
5. Punktförmige Haut- und Schleimhautblutungen, Petechien, Ekchymosen bei Thrombozytopenie mittlerer Schwere (ca. 30–10000 Plättchen/mm^3).
6. Flächenhafte Haut- und Schleimhautblutungen, Suffusionen sowie Blutungen aus den Körperöffnungen und in die Körperhöhlen, bei schwerer Thrombozytopenie und zusammengesetzten hämorrhagischen Diathesen.
7. Periphere arterielle Minderdurchblutung mit und ohne Gangrän infolge von arteriellen Mikrothrombosen bei Thrombozythämie.

8. Phlebothrombosen bei schweren Anämien und stark erhöhten Granulozytenzahlen. Priapismus durch Thrombose der Corpora cavernosae, besonders häufig bei chronischer myeloischer Leukämie.
9. Augenhintergrundsblutungen und Zentralvenenthrombosen bei allen schweren Anämien und Thrombozytopenien, besonders bei Hämoblastosen.
10. Geringe Milzvergrößerung mit und ohne Lebervergrößerung bei hämolytischen Anämien; bei Hämoblastosen, Retikulosen, Polyzythämia vera und Myelofibrose in frühen Krankheitsstadien.
11. Maximale Milzvergrößerung mit Lebervergrößerung besonders bei reifzelliger granulozytärer Myelose und Osteomyelosklerose; bzw. mit symmetrischen und schmerzlosen Lymphomen bei Lymphogranulomatose und reifzelliger lymphatischer Leukose.
12. Hustenreiz und Atemnot bei mediastinalen Lymphomen infolge von lymphoproliferativen und retikulären Neoplasien.
13. „Indigestion", Meteorismus, Leibschmerzen, „akutes Abdomen" und Ileus bei abdominellen Lymphomen, bei Milzinfarkt infolge von Splenomegalie, bei hämolytischer Krise, allergischer abdomineller Purpura, akuter Porphyrie und mesenterialer Thrombose.
14. Tachykardie und Stenokardien bei akuter Anämie oder schweren Formen der chronischen Anämie.
15. Beinödeme durch neoplastische Veränderungen der Beckenlymphwege bei malignen Lymphomen.
16. Arthritis urika durch Polyzythämia vera und Osteomyelosklerose.
17. Gelenkschwellungen und Blutungsneigung bei Hämophilie.
18. Zentralnervöse Symptome durch intrazerebrale oder medulläre Infiltrate von Hämoblastosen und Retikulosen.
19. Meningitische Symptome durch meningeale Infiltration von Hämoblastosen und Retikulosen oder durch subarachnoidale Blutungen.
20. Radikuläre bzw. peripher-nervöse Ausfälle durch Infiltrate von Hämoblastosen und Retikulosen sowie durch Blutungen.
21. Funikuläre Myelose durch Vitamin B_{12}-Mangel.
22. Polyneuropathie durch Paraproteinablagerungen und akute intermittierende Porphyrie.

Aus dieser Zusammenstellung ist zu folgern, daß es eine speziell hämatologisch orientierte Allgemeinuntersuchung nicht geben kann. Veränderungen der Haut und der Schleimhäute sowie Vergrößerungen von Milz, Lymphknoten und Leber geben zwar die wichtigsten und häufigsten Hinweise. Doch bleibt eine größere Zahl von Fällen, namentlich von solchen mit frühen Krankheitsstadien, in denen der entscheidende diagnostische Hinweis nur aus irgendeinem der übrigen Symptome gewonnen werden kann. *Auch bei Verdacht auf eine Blutkrankheit ist deshalb eine systematische Überprüfung aller Organsysteme erforderlich.*

3 Elementare hämatologische Labordiagnostik

Angesichts der raschen technischen Entwicklung und der verschiedenartigen diagnostischen Versorgungslage der Arztpraxen hat es keinen Sinn, ein bestimmtes hämatologisches Laborprogramm für die allgemeinmedizinische Routine zu empfehlen. Doch darf an dieser Stelle eine Anmerkung nicht unterdrückt werden. Kaum eine einzelne Disziplin der praktischen Medizin ist so sehr wie die Hämatologie auf die direkte Kontrolle durch das erfahrene Auge und Urteil des behandelnden Arztes angewiesen und dabei so sehr in Gefahr, aus diesem Bereich in die Hände von Hilfspersonen zu entgleiten. Auch wo der technische Aufwand eine Abtrennung erfordert, muß einer Entfremdung zwischen Praxis und Labor vorgebeugt werden. Es wäre deshalb nicht nur anmaßend, sondern auch unzweckmäßig, die Initiative hämatologisch interessierter Allgemeinärzte in irgendeiner Richtung einschränken oder die Zweckmäßigkeit einer Dezentralisation selbst anspruchsvollerer Labormethoden grundsätzlich in Zweifel ziehen zu wollen. Diese Ausführungen wollen das Gegenteil bewirken. Aus diesem Grund müssen sie allerdings auch warnen vor dem kritiklosen Sammeln scheinbar exakter Laborwerte ohne die erforderlichen Qualitätskontrollen, deren Aufwand oft unterschätzt wird. So können z. B. falsche Zählwerte für Erythrozyten, Leukozyten und Blutplättchen mehr Schaden anrichten als gar keine. Eines ist sicher: *Die sorgfältige Auswertung einiger weniger Methoden durch den Jäger selbst vermag mehr und zuverlässigere Aufschlüsse zu geben als der unkontrollierte Einsatz einer ganzen Meute von Laborspürhunden samt deren anspruchsvoller Ausrüstung.* Die elementaren hämatologischen Untersuchungen werden in ihrer diagnostischen Bedeutung nachfolgend beschrieben. Weitere Untersuchungen, die zur Klärung hämatologischer Probleme häufiger in Anspruch genommen werden, sind in den einzelnen Abschnitten des speziellen Teils erwähnt.

Bezüglich der technischen Einzelheiten und der Darstellung der Blutmorphologie sei auf folgende Werke verwiesen:
Klinische Hämatologie, herausg. v. H. Begemann, G. Thieme, Stuttgart, 2. Aufl. 1975. – Praktische Hämatologie, v. H. Begemann u. G. Harwerth, G. Thieme, Stuttgart, 6. Aufl. 1974. – Hämorrhagische Diathesen, v. V. Hiemeyer, H. Rasche u. K. Diehl, G. Thieme, Stuttgart, 1972. – Klinisches Labor, E. Merck, Darmstadt, 12. Aufl. 1974. – Laboratoriumsdiagnose hämatologischer und immunologischer Erkrankungen, v. H. Huber, D. Pastner und F. Gabl, Springer Berlin-Heidelberg-New York, 1972. – Klinische Hämatologie, v. R.D. Eastham, Springer Berlin-Heidelberg-New York, 1968.

3.1 Blutkörperchensenkung (BKS, Westergren)

Geringer technischer Aufwand im Verhältnis zur Aussage machen diese Untersuchung vor allen wertvoll. Große Statistiken zeigen, daß ein normales Ergebnis (bis zu 8/18 mm beim männlichen bzw. 11/20 mm beim weiblichen Erwachsenen) das Vorliegen einer primären Blutkrankheit nahezu ausschließt. Gering ist allerdings der differentialdiagnostische Wert einer Senkungsbeschleunigung bis zu Werten von 60 mm in der zweiten Stunde wegen der großen Zahl der Krankheiten aus dem gesamten Gebiet der Medizin, die die BKS in dieser Weise beeinflussen. Da eine Senkungsbeschleunigung unter anderem nicht nur durch eine Vermehrung von großmolekularen Eiweißkörpern im Blutplasma, sondern auch durch eine Verminderung der in diesem Plasma suspendierten roten Blutkörperchen hervorgerufen wird, ist es verständlich, daß bereits Anämien von weniger als 3,5 Millionen Erythrozyten/mm^3 für sich allein die BKS in ähnlichem Ausmaß beeinflussen können wie entzündliche und neoplastische Krankheitsprozesse. Senkungsbeschleunigend wirken auch erythrozytäre Antikörper (bei erworbenen hämolytischen Anämien). In solchen Fällen ist der Abstand zwischen den Werten der 1. und 2. Stunde vermindert. *Im übrigen kann bereits die Betrachtung des überstehenden Plasma wichtige Hinweise geben.*

Qualitative Beurteilung der BKS

- Weißlich klare Farbe: Eisenmangel
- Gold- bis dunkelgelbe klare Farbe: Bilirubinerhöhung
- Burgunderrot-klare Farbe: Frische Hämolyse (in der Regel nur bei Vorhandensein von Wärmehämolysinen)
- Milchige Trübung: Vermehrung von Chylomikronen nach fettreicher Mahlzeit oder Hyperlipidämie Typ I und III
- Unscharfe Abgrenzung der Blutkörperchensäule (sog. Schleiersenkung): Vermehrung von Retikulozyten, eventuell von Thrombozyten
- Ablagerung eines weißlichen Sediments auf der Blutkörperchensäule: Vermehrung der Leukozyten (pro mm weißlichen Sediments ca. 10 000 Leukozyten/mm^3)

Eine sog. Null-Senkung (die Blutsäule setzt sich überhaupt nicht ab) findet sich, abgesehen von technischen Fehlern, nur bei der echten Polyzythämie. Senkungsbeschleunigungen von mehr als 100 mm in der zweiten Stunde sind im Bereich der Hämatologie ziemlich typisch für schwere Panzytopenien bei Knochenmarksinsuffizienz, für die perniziöse Anämie sowie für akute (undifferenzierte) Hämoblastosen und maligne Retikulosen. Eine Sturzsenkung (mehr als 100 mm nach einer Stunde) findet sich bei der Makroglobulinämie und bei einer Anzahl von Myelomen. Zum einfachen Nachweis von Makroglobulin dient die Sia-Probe. Ein Blick auf das Senkungsgestell nach 24 Stunden gibt einen Anhalt für das Verhältnis von Plasma zu geformten Blutbestandteilen (grobe Schätzung des Hämatokrit).

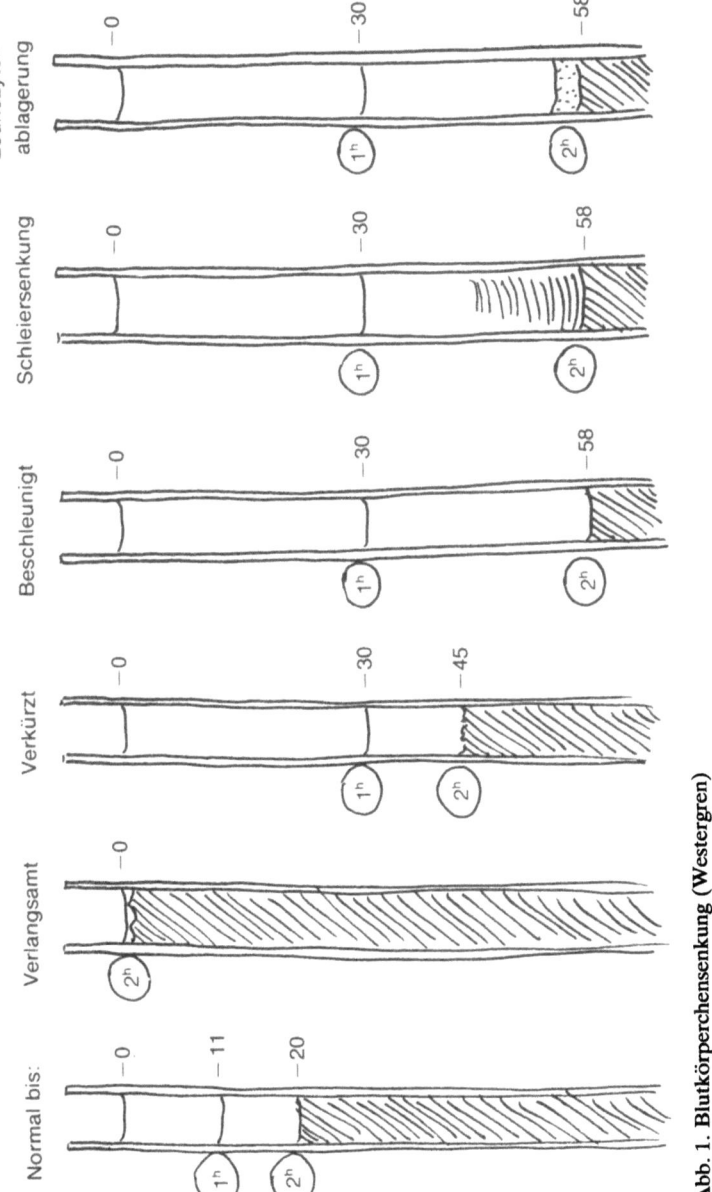

Abb. 1. Blutkörperchensenkung (Westergren)

Der diagnostische Wert der BKS nach Westergren ist mit dem Eintrag von 2 Zahlen nicht ausgeschöpft. Es lohnt sich, das Senkungsgestell selbst zu revidieren.

Technischer Hinweis: Die korrekte Messung der BKS erfordert nüchternen Zustand des Probanden, venöse Stauung von nicht länger als 2 Minuten vor Blutentnahme, schonende Aspiration, korrektes Mischungsverhältnis von Blut und Zitratlösung, saubere Glaswaren. Ansetzen des Versuchs spätestens 2 Stunden nach Blutentnahme und Vermeidung von Hitze- und Kälteeinwirkung auf die angesetzten Senkungen.

3.2 Blutbild

Die mikroskopische Durchmusterung des gefärbten Blutausstriches gibt dem Geübten *Informationen* über die mengenmäßigen Anteile aller korpuskulären Blutbestandteile, über qualitative Besonderheiten dieser Zellen und über das Auftreten abnormer Zellen, *die auf keine andere Weise so einfach, rasch und*

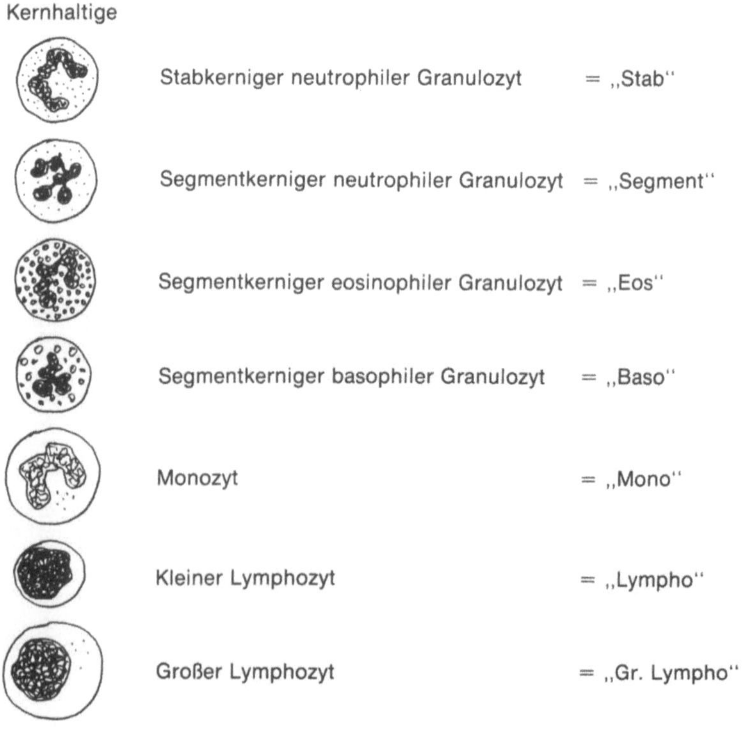

Kernhaltige

	Stabkerniger neutrophiler Granulozyt	= „Stab"
	Segmentkerniger neutrophiler Granulozyt	= „Segment"
	Segmentkerniger eosinophiler Granulozyt	= „Eos"
	Segmentkerniger basophiler Granulozyt	= „Baso"
	Monozyt	= „Mono"
	Kleiner Lymphozyt	= „Lympho"
	Großer Lymphozyt	= „Gr. Lympho"

Abb. 2. Normale Blutzellen im gefärbten Ausstrichpräparat

vollständig gewonnen werden können. Diese Durchmusterung sollte durch das Auszählen der verschiedenen Leukozytenformen (Differentialblutbild) durch eine Hilfskraft ergänzt, aber nicht ersetzt werden. Denn der Blutausstrich liefert die bestmögliche Information den Augen, die sich zuvor das Bild des Kranken einprägen konnten.

● **Normales Differentialblutbild (Erwachsene)**

Granulozyten:	stabkernige	3–5%
	segmentkernige	50–70%
	eosinophile	2– 4%
	basophile	0– 1%
Monozyten		2– 6%
Lymphozyten		25–40%

Die folgenden, praktisch bedeutungsvollen Diagnosen können allein aus dem Blutausstrich wahrscheinlich gemacht werden, auch wenn die Gesamtzahlen von Erythrozyten und Leukozyten im Blut nicht typisch verändert sind (ergänzt nach: W. J. Williams, A. Schneider, in: Hematology, herausg. v. W. J. Williams c. s., McGraw Hill Book Comp., New York, 1972).

● **Blutausstrich − Diagnostik**

Ausstrichbefund	Verdachtsdiagnose
Hypochromie, Granulozytose, Anisozytose	Eisenmangel
Sphärozytose, Polychromasie, Erythrozytenagglutination	Erworbene hämolytische Anämie
Mikrosphärozytose, Polychromasie	hereditäre Mikrosphärozytose (Kugelzellenanämie)
Hypochromie, Target-Zellen	Thalassämie
Starke Poikilozytose, tränenförmige Schizozyten, relative Vermehrung neutrophiler Granulozyten, einzelne kernhaltige Erythrozyten	Myelofibrose oder Osteomyelosklerose
Hyperchromie, Makro-Megalozytose, Poikilozytose, hypersegmentierte Granulozyten, Riesenstabkernige	Vitamin B_{12}- oder Folsäuremangelanämie

● **Blutausstrich — Diagnostik**

Ausstrichbefund	Verdachtsdiagnose
Starke Plasmaanfärbung, Geldrollenbildung und Erythrozyten	Myelom oder Makroglobulinämie
Basophile Tüpfelung der Erythrozyten	Bleivergiftung
Schizozyten und Stachelzellen, zusammen mit Plättchenmangel	Verbrauchskoagulopathie oder mechanische Hämolyse
Parasiten in den Erythrozyten	Malaria
Relative Vermehrung neutrophiler Granulozyten mit Linksverschiebung	Infektion
Verminderung der Granulozyten bei relativ vermehrten normalen Lymphozyten	Agranulozytose
Verminderung der Blutplättchen	Werlhof-Syndrom
Eosinophilie	Allergische Reaktion
Atypische Lympho- und Monozyten	infektiöse Mononukleosis, Haarzelleukämie
Relative Lymphozytose	Beginnende lymphatische Leukose
Anämie mit Lymphozytopenie	Lymphogranulomatose
Blast-Zellen	Undifferenzierte (akute) Hämoblastose

In vielen Fällen können die Zählungen von Erythrozyten, Leukozyten und Thrombozyten aus dem Kapillarblut die diagnostische Aussage bereichern. Wenn aber aus technischen oder Zeit-Gründen entweder auf die Zellzählung oder die Auswertung des Blutausstriches verzichtet werden müßte, so wäre der Ausstrich wegen der weitergehenden Information, des geringeren Aufwandes und der geringeren Fehlermöglichkeiten vorzuziehen. Denn absolute Vermehrungen von Erythrozyten über 5 Millionen, von Leukozyten über 12000 und von Blutplättchen über 400000 lassen sich aus einem technisch sauberen Ausstrichpräparat ebenso erkennen wie die klinisch bedeutungsvol-

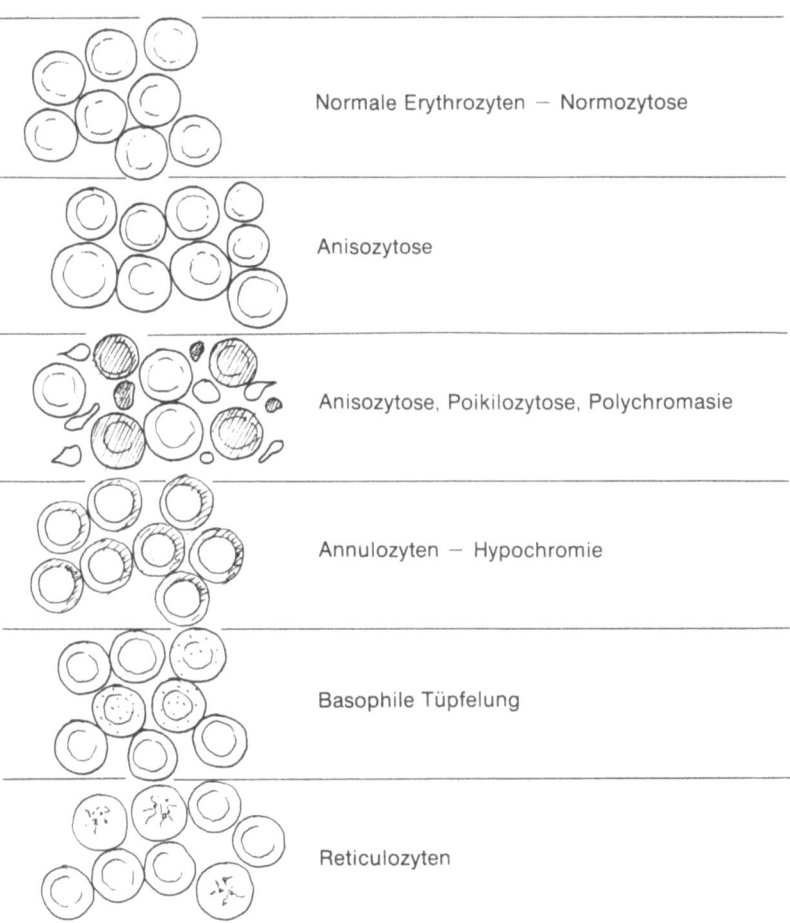

Abb. 3. Anomalien der Erythrozyten im gefärbten Blutausstrichpräparat

len Verminderungen dieser Zahlen unter 3,5 Millionen Erythrozyten, 4000 Leukozyten und 100 000 Plättchen. Vor allem der so folgenschwere Fehler, eine Panzytopenie zu übersehen, läßt sich durch einen Blick auf den Blutausstrich vermeiden, während andernfalls drei gesonderte und korrekte Zählergebnisse aufgeboten werden müßten. *Die Fehlermöglichkeiten der Zellzählung wiegen praktisch schwerer als die der Blutausstrich-Herstellung* — jedenfalls bis zur Einführung vollautomatisierter Zählverfahren in die Allgemeinpraxis.

Technischer Hinweis: Folgende Fehler beeinträchtigen am häufigsten und schwersten die Beurteilung der gefärbten Blutausstriche:

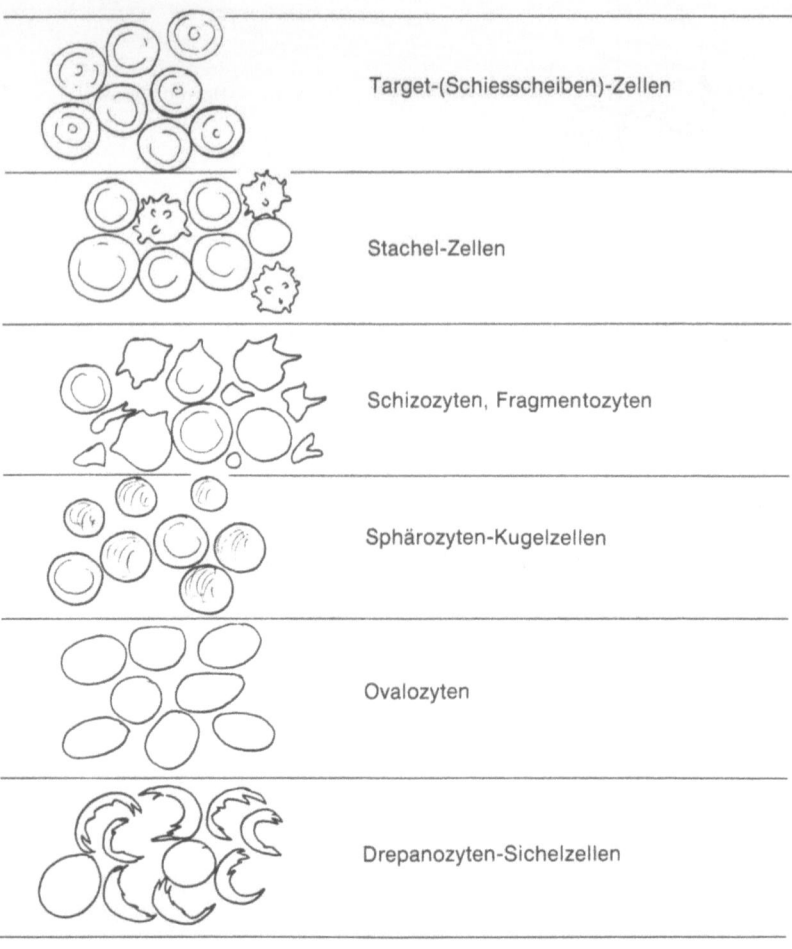

Abb. 4. Anomalien der Erythrozyten im gefärbten Blutausstrichpräparat bei Hämolyse-Syndromen

Auspressen von Blut aus ungenügendem Einstich
Ungenügendes Abtrocknen der Fingerbeere, so daß sich Alkohol- und Wasserreste mit Blut vermischen
Schlechte Reinigung der Objektträger
Ausstreichen von bereits angeronnenem Blut
Ausstreichen mit ungeschliffenem, statt mit geschliffenem Deckglas
Zu dickes Ausstreichen
Mikroskopieren über ungleichmäßigen oder zu dicken Ausstrichstellen

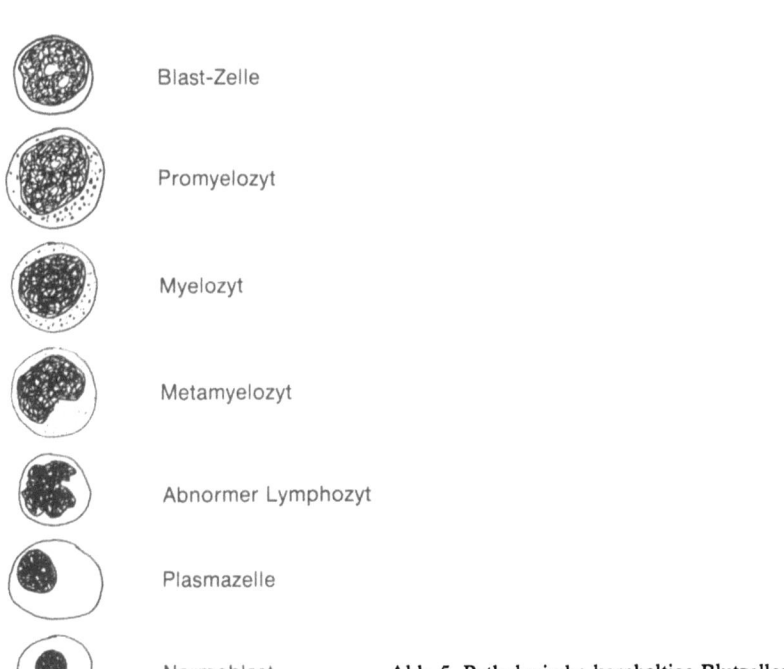

Abb. 5. Pathologische kernhaltige Blutzellen im gefärbten Blutausstrichpräparat

3.3 Retikulozytenzählung

Retikulozyten sind junge Erythrozyten, die noch Reste von Ribosomen (substantia granulofilamentosa) enthalten. Diese lassen sich mit geeigneten Färbemitteln (z. B. Brilliantkresylblau) sichtbar machen und dann im Blutausstrich unter dem Mikroskop auszählen. Man zählt die Menge von Retikulozyten, die sich unter 1000 Erythrozyten findet. Erniedrigte Werte sprechen für verminderte, erhöhte für gesteigerte Regenerationsleistung des Knochenmarkes. Normalbereich: 7–15‰ Retikulozyten.

3.4 Hämoglobinbestimmung

Die Hauptaufgabe des Blutes ist der Sauerstofftransport, bewirkt durch den Farbstoff der roten Blutkörperchen. Der Hämoglobingehalt des Blutes ist die für diese Funktion wichtigste Meßgröße. Er hängt in erster Linie ab von der Menge der roten Blutkörperchen, die das Hämoglobin aufbauen und transportieren. *Blutarmut = Anämie* bedeutet demnach Mangel an Blutfarbstoff und Blutkörperchen in einem. Wegen der typischen hellroten Farbe der mit Oxyhämoglobin beladenen Erythrozyten und der Durchsichtigkeit bestimmter

Hautregionen kann der Hämoglobingehalt nach dem Farbton etwa der Mundschleimhaut oder der Palmarlinien der Handteller geschätzt werden, vorausgesetzt die Kapillaren dieser Regionen sind normal mit Blut gefüllt. Dies ist in der Regel der Fall, außer bei allgemeinen oder bei örtlichen Kreislaufstörungen, die sich leicht erkennen lassen. Für viele praktische Zwecke genügt diese Schätzung des Hämoglobingehaltes und der Hämoglobinqualität. Eine Messung ist nötig, wenn die Beurteilung des Krankheitsverlaufes oder des Erfolges therapeutischer Maßnahmen Vergleichsdaten erfordert, oder wenn aus diagnostischen Gründen die Hämoglobinmenge zu anderen Daten in Beziehung gesetzt werden soll. *Der Wert der Schätzung des Hämoglobingehaltes ist begrenzt gegenüber der Messung, diese aber ist vollständig wertlos, sogar irreführend, wenn sie nicht genau genug durchgeführt wird.*

Normalwerte für Erwachsene: Männer: 15,5 ± 1,1g%, Frauen: 13,7 ± 1,0g%. Varianz: 1,11 (nach W. J. Williams, A. Schneider, in: Hematology, herausg. v. W. J. Williams c. s., McGraw Hill Book Comp., New York, 1972)

Technischer Hinweis: Wegen der hohen Fehler anderer Methoden kann nur die Zyanhämiglobin-Bestimmung empfohlen werden. Benötigt werden ein Photometer, das mit käuflichen Standardlösungen geeicht und überprüft werden muß und eine Reagenzlösung, die Hämoglobin zunächst zu Hämiglobin oxydiert und dieses in das stabile Zyanhämiglobin (mit einem gut abgrenzbaren Absorptionsmaximum bei 540 nm) überführt. Die Methode erfaßt alle zirkulierenden Hämoglobine, mit Ausnahme des praktisch nicht wesentlichen Sulfhämoglobin. Das Ergebnis ist direkt in g%-Hämoglobin ablesbar.

3.5 Erythrozytenzählung

Aus dem Umstand, daß der Hämoglobingehalt des Blutes zwar in erster Linie von der Menge der Erythrozyten bestimmt wird, daß Hämoglobinbildung und Erythrozytenproduktion aber in gewissem Umfang unabhängig von einander gestört sein können, ergibt sich die Möglichkeit, durch getrennte Bestimmungen der beiden Größen die diagnostische Aussage zu verbessern. Zu der praktisch wichtigen Unterscheidung zwischen normo-, hypo- und hyperchromer Anämie wird am häufigsten außer der Hämoglobinbestimmung die Zählung der roten Blutkörperchen aus dem Kapillarblut herangezogen. Leider ist diese Methode mit einer besonders hohen Fehlerquote behaftet: Varianz 15–20%! Nach den Erfahrungen mit modernen automatisierten Zählverfahren sollte sie nur dort ausgeführt werden, wo die geeigneten elektronischen Zählgeräte im Routinebetrieb verwendet und gewartet werden.

Normalwerte für Erwachsene: Männer: 5,11 ± 0,38, Frauen: 4,51 ± 0,36 Millionen/mm^3.

Der mittlere Hämoglobingehalt des Einzelerythrozyten = HbE = MCH (mean corpuscular hemoglobin) ergibt sich aus folgender einfacher Rechnung:

$$\text{HbE} = \frac{\text{Hb/g pro 1000 ml Blut}}{\text{Erythrozyten/Millionen pro 1 mm}^3 \text{ Blut.}}$$

Das Ergebnis bemißt sich nach Pikogramm (pg) = 10^{-12} g Hämoglobin pro Blutkörperchen.
Normalwert annähernd gleich für Männer und Frauen: 30,2 pg ± 1,9.
Werte unter 28 Pikogramm entsprechen einer hypochromen, Werte über 34 Pikogramm einer hyperchromen Anämie, vorausgesetzt der Hämoglobinwert ist erniedrigt.

3.6 Hämatokrit

Ein einfacherer und exakterer Weg zu einer ähnlichen Aussage ist die Möglichkeit, vom Erythrozytenvolumen anstelle von der Erythrozytenzahl auszugehen. Üblicherweise wird dazu Kapillarblut mit einem gerinnungshemmenden Zusatz in einem kalibrierten Röhrchen so lange zentrifugiert, bis sich die Erythrozyten zu einer Säule zusammengesetzt haben. Die Höhe dieser Säule in Prozent der gesamten Blutsäule ist der sog. Hämatokrit = HK = PCV (packed cell volume).
Normalwert für Erwachsene: Männer: 46,0% ± 3,1, Frauen: 40,9% ± 3,0.
Varianz: 1–2% (nach W.J. Williams, A. Schneider, in Hematology, herausg. v. W.J. Williams c. s., McGraw Hill Book Comp., New York, 1972).
Aus Hämatokrit und Hämoglobin ergibt sich die *mittlere Hämoglobinkonzentration* der Erythrozyten = MCHC (mean corpuscular hemoglobin concentration) nach folgender Rechnung:

$$\text{MCHC} = \frac{\text{Hämoglobin/g pro 100 ml Blut} \times 100}{\text{HK (\%)}} = \text{g/100 ml Erythrozyten.}$$

Normalwerte für Erwachsene: Männer: 33,9 ± 1,2, Frauen: 33,6 ± 1,1.
Bei erniedrigtem Hämoglobin im Blut entsprechen somit Werte unter 32 g/100 ml Ery einer hypochromen Anämie. Erhöhte Werte treten nur bei schwerer Exsikkose auf.

Zusammenfassung: Aufgrund des statistischen Vergleiches der Fehlerquellen und der praktischen Zweckmäßigkeit können somit zur quantitativen Diagnose der Anämie die relativ einfachen Verfahren der Hämoglobin- und Hämatokritbestimmung am meisten empfohlen werden. Zusammen mit der Auswertung des gefärbten Blutausstriches, der Retikulozytenzählung, der Vorgeschichte und der körperlichen Untersuchung ermöglichen sie eine für alle praktischen Zwecke ausreichende Anämie-Diagnostik. Zahlreiche weitere morphologische Erythrozytenbefunde können zur Diagnose in speziellen Fällen beitragen. *Alle Werte, die mit Hilfe von manuell bestimmten Erythrozytenzahlen gewonnen wurden, sind wegen der hohen Fehlerquote dieser Methode nur zusammen mit übereinstimmenden Blutausstrichbefunden zu verwerten.* Bei fehlender Übereinstimmung, etwa zwischen hypochromen Erythrozyten und erhöhtem sog. „Färbeindex", verdient der Ausstrichbefund mehr Zutrauen.

3.7 Leukozytenzählung

Ergänzend zur Auswertung gefärbter Blutausstriche muß die Zahl der Leukozyten/mm^3 Blut dann bestimmt werden, wenn die Beobachtung von Veränderungen dieser Zahl im Krankheitsverlauf zur prognostischen Beurteilung beiträgt. Dies ist zum Beispiel bei Agranulozytose, Infektionen und Leukämien der Fall. Die Zählmethode ist einfach. Unter Voraussetzung exakter technischer Bedingungen beträgt der Variationskoeffizient der manuellen Bestimmung 6,5% bei erhöhten und 15% bei erniedrigten Werten (nach W. J. Williams, A. Schneider, in: Hematology, herausg. v. W. J. Williams c.s., McGraw Hill Book Comp., New York, 1972).
Normalwerte für Erwachsene: 4000–9000/mm^3.

3.8 Thrombozytenzählung

Die Blutplättchen können in ähnlicher Weise wie Erythrozyten und Leukozyten gezählt werden, doch liegt der Variationskoeffizient der Plättchenzahl/mm^3 mit manuellen Bestimmungsmethoden bei etwa 20% (nach W. J. Williams, A. Schneider, in: Hematology, herausg. v. W. J. Williams c. s., McGraw Hill Book Comp., New York, 1972). Die mit Venenblut und Zählkammer arbeitenden Methoden sind am zuverlässigsten. In vielen Fällen wird man es deshalb vorziehen, Thrombozythämien und Thrombozytopenien im Blutausstrich zusammen mit formalen Anomalien der Plättchen schätzungsweise zu ermitteln. Der Normalwert der Blutplättchen bei Erwachsenen liegt zwischen 130000 und 360000/mm^3. Zur Erkennung einer thrombozytopenischen Blutungsneigung gibt es einfache Methoden.

3.9 Blutungszeit

Der einfachste Test für einen praktisch bedeutsamen Plättchenmangel oder -defekt ist die Bestimmung der Blutungszeit. Bewährt hat sich besonders die subaquale Modifikation nach R. Marx.

Technik: 4 mm tiefer Lanzettstich in das warme, aber nicht geriebene Ohrläppchen. Sofort Stoppuhr anstellen und Ohrläppchen in Glas mit körperwarmer physiologischer NaCl-Lösung hängen. Das Zeitintervall zwischen Einstich und Abreißen des Blutfadens, der im Glas zu Boden sinkt, ist die Blutungszeit. Normalwert: 4–8 Minuten. Abgesehen von schweren Koagulopathien wird eine Verlängerung der Blutungszeit nur durch Thrombopenie oder Thrombopathien hervorgerufen. Der Test sollte zusammen mit der Blutungsanamnese und der Bestimmung der Blutgerinnungszeit vor jedem operativen Eingriff in der Praxis durchgeführt werden.

3.10 Gerinnungszeit und Retraktion

Die Bestimmung der Blutgerinnung ermöglicht eine orientierende Prüfung der Gerinnungsfaktoren, die Retraktion gibt grobe Anhaltspunkte über die Plättchenfunktion. Der nachfolgende Vorschlag ist eine Modifikation der Methode von Lee-White:
Mit V 2 A-Kanüle und Plastikspritze werden 5 ml Blut aus einer möglichst kurze Zeit gestauten Armvene entnommen. Nach Entfernung der Kanüle wird das Blut in 2 Reagenzgläschen schonend entleert, diese werden in ein Wasserbad von + 37°C gestellt. Gleichzeitig wird die Stoppuhr angestellt. Alle 30 Sekunden werden die Röhrchen gekippt. Das Zeitintervall zwischen der Blutentnahme und dem Erstarren des Meniscus der Oberfläche der Blutsäule ist die Gerinnungszeit. Normalwert 5–8 Minuten, möglichst als Mittelwert der beiden Röhrchen.
Eine Verlängerung der Gerinnung zeigt schwere Defekte der Gerinnungsfaktoren oder das Vorhandensein von gerinnungshemmenden Stoffen im Blut an. Nach einer Stunde beobachtet man normalerweise, daß sich ein Blutkoagulum von den Glaswänden abgelöst hat. Das Koagulum sollte etwa die Hälfte des ursprünglichen Blutvolumens einnehmen und bei Durchstechen mit einem Glasstab fest-elastisch sein. Mangelhafte Retraktion und Verfestigung zeigen Thrombozytopenie, Thrombasthenie und Hyperfibrinogenämie an. Am folgenden Tag sollen die Röhrchen revidiert werden. Auflösung eines ursprünglich festen Koagulum zeigt schwere Hyperfibrinolyse an.

3.11 Äthanoltest (Godal)

Der Test ermöglicht die einfache, orientierende Feststellung von Fibrinmonomer. Er trägt damit zur Verdachtsdiagnose einer Verbrauchskoagulopathie bei. Bei dieser lebensbedrohenden Komplikation (s. Seite 23) entsteht aus Fibrinogen monomeres Fibrin, das sich mit Fibrinogen und Fibrinspaltprodukten verbindet. Diese Verbindungen lassen sich mit Äthanol ausflocken, wenn man in einem Teströhrchen 1,4 ml Zitratplasma mit 0,3 ml Äthanol 50% mischt. Positives Resultat: Bei Zimmertemperatur zeigt sich nach 15 Minuten ein Spinnwebgerinnsel, das durch Aufschütteln besser sichtbar wird. Fehlermöglichkeit: Falsch positives Resultat durch Thrombinbeimengung, wenn die Venenpunktion nicht leicht und rasch gelingt.

Zusammen mit Vorgeschichte, körperlicher Untersuchung und Blutausstrichkontrolle lassen diese einfachen Tests die weitaus größte Zahl der praktisch erheblichen Störungen der Blutgerinnung ausschließen und gegebenenfalls eine orientierende Unterscheidung zwischen plättchen-, gerinnungsfaktoren- oder kapillarabhängiger Blutungsneigung treffen.

Die Feststellung von fragmentierten Erythrozyten und Plättchenmangel im Blutausstrich, einer verlängerten Gerinnungszeit und eines durch Hämolyse gefärbten Blutserums (BKS!) kann wichtige Anhaltspunkte für disseminierte intravaskuläre Gerinnung liefern.

Auch wenn eine lokale Blutungsquelle eine ausreichende Erklärung für einen größeren Blutverlust anzubieten scheint, ist die Möglichkeit einer allgemeinen Blutungsneigung wenigstens durch die oben genannten Maßnahmen auszuschließen.

3.12 Urinuntersuchungen

1. Die Inspektion einer frischgelassenen Harnprobe ist so einfach und aufschlußreich, daß sie niemals unterlassen werden darf. Besonderes hämatologisches Interesse beanspruchen bestimmte Farbänderungen:

● **Diagnose bei rotem Urin**

Harnfarbe	Ursache	Feststellung durch
blutig-rot mit rotem Bodensatz	Blutung	Sedimentuntersuchung
lackfarbig-rot ohne roten Bodensatz	Hämoglobinurie bei starker Hämolyse	Hämoglobinzylinder im Sediment, Benzidinprobe
orange-ziegel bis schwarzrot	Urobilinurie D.D. Hämolyse	Ehrlich'sche Aldehydreaktion oder Teststreifen
bordeauxrot bis tiefbraun	Porphyrinurie	spektroskopisch. Grobe Unterscheidung von Urobilinkörpern durch deren Löslichkeit in Chloroform.

2. Hämaturie: Der mikroskopische Nachweis von Erythrozyten im Urinsediment — bei fehlender anderer Ursache — ist ein empfindliches Kriterium einer vermehrten Blutungsbereitschaft und der sichere Beweis für eine Blutung in den Harnwegen. Erythrozytenzylinder können auf hämorrhagische Nephritis als Ursache einer Hämaturie hinweisen. Die Unterscheidung zwischen runden Erythrozyten und Stechapfelformen erlaubt die Abtrennung frischer von älterer Blutung. Zur orientierenden Prüfung auf Mikrohämaturie bewähren sich auch Teststreifen (Sangur-Test).

3. Proteinurie: Da einerseits hämatologische Krankheiten die Niere häufig in Mitleidenschaft ziehen, andererseits Nierenschäden häufig hämatologische Symptome, vor allem Anämie, hervorrufen, gehört die Probe auf vermehrte Proteinurie zu den hämatologischen Elementaruntersuchungen. Zu empfehlen ist die Essigsäurekochprobe, die bei entsprechender Aufmerksamkeit auch einen groben Nachweis von niedermolekularen Paraproteinen — sog. Bence-Jones-Protein — gestattet.

Die genannten Untersuchungen erlauben den Nachweis einer Hämolyse mittleren bis stärkeren Grades. Sie geben Anhaltspunkte zu den Fragen der Blutungsneigung, Nierenschädigung, Paraproteinausscheidung und Porphyrinstoffwechselstörungen.

3.13 Stuhluntersuchung zum Blutnachweis

Als letzte elementare hämatologische Laboruntersuchung sei noch der Nachweis von Blutspuren im Stuhl mit der Benzidinprobe oder mit dem noch einfacheren Haemoccult-Test erwähnt. Da sie zumeist zum Nachweis von Darmschleimhautprozessen eingesetzt werden, wird die Möglichkeit eines positiven Probenausfalls durch allgemeine Blutungsneigung oder Antikoagulantienbehandlung gelegentlich übersehen. *Der größte Teil der Eisenmangelanämien beruht auf occulten Blutungen im Magen-Darmtrakt.*

Spezieller Teil

1 Hämatologische Komplikationen bei nichthämatologischen Krankheiten

Nahezu jedes schwere Leiden kann zu Schädigungen der blutbildenden Gewebe und damit zu hämatologischen Krankheitserscheinungen führen. Einige davon, die häufiger vorkommen und die gelegentlich dazu beitragen, daß die Grundkrankheit übersehen wird, seien hier aufgeführt.

1.1 Sekundäre Anämien

Folgende wichtige, unter Umständen sonst symptomenarme, chronische interne Krankheiten können sich hinter dem Bild einer schweren Anämie verbergen:

▶ **Sekundäre Anämie bei chronischen Leiden**

Krankheit	Anämietyp	Anämieursache
Niereninsuffizienz	Normochrom, unter Umständen hämolytisch	Erythropoetinmangel, toxischer Knochenmarkschaden durch Urämiegift
Malabsorption	Hypo- bis normochrom, selten hyperchrom	Eisen- + Vitaminmangel
Primär chronische Polyarthritis	Normochrom	Eisenverwertungsstörung und entzündliche Knochenmarksschädigung
Leberzirrhose	Normo- bis hyperchrom, makrozytär	Immunreaktive Knochenmarksschädigung, Folsäuremangel
Maligner Tumor	Normo-hypochrom, unter Umständen hämolytisch	Vermehrter Eisenverbrauch, occulte Blutung

An die Möglichkeit dieser Ursachen muß besonders bei hartnäckigen Anämien gedacht werden, um nicht notwendige Maßnahmen zu versäumen. Die

Differentialdiagnose der refraktären Anämie erfordert zumindest zytologische, womöglich aber auch histologische Knochenmarksuntersuchung.

1.2 Sekundäre Polyzythämie (Polyglobulie)

Folgende Krankheiten verursachen eine sekundäre Polyglobulie, die gelegentlich mit echter Polyzythämie verwechselt wird:

▶ Ursachen von Polyglobulie		
Krankheit	Ursache der Polyglobulie	Nachweis
Hypernephrom, Nierenzyste, Hydronephrose	Überproduktion an Erthropoetin	Pyelogramm, Renovasographie, Erythropoetin-Assay
Pulmonale, kardiale oder neurogene Ventilationsstörung	Sauerstoffmangel	Zyanose, Trommelschlegelfinger, erniedrigte arterielle Sauerstoffsättigung
Cushing-Syndrom	Überproduktion an Cortisol	Erhöhte Ausscheidung der 17-Hydroxy-Corticosteroide im Urin

Die Differentialdiagnose der Polyglobulie erfordert die Mittel der Klinik.

1.3 Leukämoide Reaktion

▶ Ursachen von leukämoider Reaktion		
Krankheit	Ursache der leukämoiden Reaktion	Nachweis
Miliare tuberkulöse Aussaat Knochenmarkskarzinose mit kleinem Primärtumor Bakterielle Infektionen, z. B. Osteomyelitis, Empyem oder Septikämie Primär chronische Polyarthritis	unbekannter Stimulus der Hämopoese, ausgehend von der Knochenmarksinfiltration bzw. von Zell- oder Bakterienzerfallsprodukten	Myelotomie

Die Fehldiagnose einer Leukämie anstelle von leukämoider Reaktion kann verhängnisvolle Folgen haben. Praktisch bedeutsam sind die zuvor angezeigten Möglichkeiten. Ihre Differentialdiagnose erfordert klinische Untersuchungen.

1.4 Blutung

Die Verwechslung einer Anämie durch okkulten chronischen Blutverlust mit einer Anämie durch Erythrozytopoesestörung oder Hämolyse ist eine der häufigsten hämatologischen Fehldiagnosen. Angesichts der häufig ernsten Natur der Blutungsursache und der Gefahr der großen Blutung kann sie verhängnisvoll werden. Auch nur die häufigsten Ursachen für solche Blutverluste aufzuzählen, würde unseren Rahmen überschreiten. In der Regel handelt es sich um Schleimhautulzerationen mit submuköser Gefäßarrosion durch äußeren Reiz, Entzündung, Gefäßkrankheiten, Thrombosen, Wachstumsstörungen oder Neoplasie. *Entscheidend ist der rechtzeitige Gedanke an diese Möglichkeit nach Feststellung des hypochromen Charakters einer Anämie durch die eingangs erwähnten Elementaruntersuchungen.* Die Blutungsquelle kann unter Umständen bereits durch Urinuntersuchung, Inspektion der Körperöffnungen und Benzidinprobe mit den Faezes annähernd geortet werden. Die Diagnose ist gegebenenfalls mit allen Mitteln der Klinik zu sichern.

1.5 Thrombose

Das Auftreten arterieller und venöser Gefäßverschlüsse aus lokaler und nicht hämatologischer Ursache ist so geläufig, daß weniger die Gefahr der Fehl-

▶ Thrombophile Diathese mit nichthämatologischer Ursache	
Krankheit	Ursache der Thrombophilie
Diabetes mellitus Arthritis urica Hyperlipidämie Arteriosklerose-Phlebosklerose Vaskulitis Herzinsuffizienz Urämie Blutungsanämie	Gefäßwandschaden
Karzinom, Trauma	Freisetzung von gerinnungsfördernden Enzymen (Thrombokinase)
Hormonale Antikonzeption	Vermehrung der Plasmaviskosität

diagnose als die des Übersehens hämatologischer Ursachen besteht. Zu selten wird im allgemeinen der diagnostische Wert der einzelnen thrombotischen Komplikation als Hinweis auf eine generalisierte thrombophile Diathese beachtet. Die wichtigsten, häufiger verkannten Ursachen auf nicht hämatologischem Gebiet sind auf der vorausgegangenen Seite zusammengefaßt.
Jede Thrombose muß Anlaß zu den genannten differentialdiagnostischen Überlegungen und notfalls zu weiteren klinischen Untersuchungen geben.

1.6 Disseminierte intravaskuläre Gerinnung

Der unmittelbar lebensbedrohende Spezialfall einer thrombophilen Diathese ist gegeben, wenn es durch generalisierte Kapillarschädigung oder durch Aktivierung von Gerinnungsvorgängen zu Fibrinausfällungen und Mikrothromben mit nachfolgendem Verbrauch von Gerinnungsfaktoren in weiten Kapillargebieten kommt. Aus der Hyperkoagulabilität entwickelt sich die Verbrauchskoagulopathie, gefolgt von dem Defibrinierungssyndrom. Die Lebensgefahr entsteht durch die Konkurrenz von Durchblutungsstörungen mit Organausfall — häufig akute Niereninsuffizienz — und Blutungsneigung infolge von massivem Verbrauch von Plättchen und Gerinnungsfaktoren. Die äußerst komplexen Ursachen sind noch nicht vollständig aufgeklärt, die wichtigsten sind die Freisetzung von proteolytischen Enzymen, die Fibrinogen in Fibrin umwandeln, und von Substanzen mit Thrombokinase-Wirkung, die die Plättchen aktivieren.

Die Behandlung erfordert rasches klinisches Eingreifen nach den Leitlinien geschulter Labordiagnostik.

Zu denken ist an diese Störung bei allen akuten schockähnlichen oder septischen Zuständen mit Anurie, Plättchenmangel, Blutungsneigung mit Verlän-

---

▶ **Ursachen für disseminierte intravasale Gerinnung**

Infektionskrankheiten, besonders Septikämie durch Meningokokken, Escherichia coli, Pseudomonas, Klebsiellen, Pneumokokken oder Virämie

Schwangerschaftskomplikationen, besonders septischer Abort, Embolie von Amnionflüssigkeit

Maligne Krankheiten, besonders Prostata-, Pankreas-, Bronchus-, Magen-, Colon-Karzinom

Herz-, Prostata- und Lungenchirurgie

Immunologische Reaktionen, besonders Transfusionsreaktion, allergische Reaktion auf Medikamente, Erythematodes visceralis

Ausgedehnte Gewebeschädigung, besonders massives Trauma, Hitzschlag, Verbrennung

gerung der Blutungszeit, Auftreten von fragmentierten Erythrozyten im Blutausstrich, Hämoglobinämie und -urie sowie positivem Äthanoltest, besonders wenn die auf der vorigen Seite genannten Grundkrankheiten oder Komplikationsmöglichkeiten bestehen.

1.7 Hämolyse

Gesteigerter Zerfall von roten Blutkörperchen mit den Zeichen der Hämolyse kommt häufiger als Folge von nichthämatologischen als von Blut-Krankheiten vor. Die Hämolyse, in schweren Fällen schon mit den genannten Elementarmethoden leicht zu erkennen, besitzt hohen diagnostischen Wert, weist sie doch fast immer auf eine schwere Störung hin, die im übrigen erscheinungsarm verlaufen oder Tage bis Wochen zurückliegen kann. Die klinische Diagnostik der Hämolyse wird im speziellen Teil erwähnt. Vor allem die nachfolgenden Ursachen müssen bedacht werden:

▶ **Ursachen von sekundärer Hämolyse**

Ursache	Charakteristik	Pathogenese
Medikamente	Gelbsucht und normochrome Anämie, Urobilinogenurie, u. U. positiver Antiglobulintest	Immunologischer Zellmembranschaden oder latenter Enzymdefekt
Unverträgliche Bluttransfusion, u. U. Tage bis Wochen zurückliegend	Gelbsucht und normochrome Anämie, Urobilinogenurie, positiver Antiglobulintest	Reaktion mit Isoantikörpern, vorhanden oder nachträglich gebildet (Spätreaktion)
Hypersplenismus durch Infekt und Entzündung, wie bei Mononukleosis infectiosa, Hepatitis infectiosa, Endocarditis lenta, Tuberkulose, Morbus Bang, Kala-Azar, Lues, Sarkoidosis oder viscerale Rheumatismusformen; bzw. **durch Kongestion** bei Leberzirrhose, Milzvenenthrombose	Normo- bis hyperchrome Anämie, Splenomegalie, u. U. Panzytopenie, u. U. positiver Antiglobulintest, Nachweis der Erythrozytensequestration in der Milz	Toxischer oder immunologischer Zellmembranschaden, gesteigerte Zellsequestration

Ursache	Charakteristik	Pathogenese
Niereninsuffizienz	Stachelzellen, normochrome Anämie	Zellmembranschädigung durch Urämiegifte
Parasiten: Malaria, Leishmania, Toxoplasmen oder *Bakterien:* Gasbrand durch Chlostridium Welchii, Pneumokokken, Bakterium coli, Haemophilus influenzae, Salmonellen, Streptokokken	Normo- bis hypochrome Anämie, Septikämie, Splenomegalie, Parasiten im Ausstrich oder Bakterien in der Blutkultur oder positive serologische Reaktionen	Zellmembranschäden, u. U. immunologische Mechanismen
Toxine, z. B. Arsenwasserstoff, Blei, Kupfer, Oxydantien, Bienenstiche, Spinnen- und Schlangenbisse	Gelbsucht, evtl. normochrome Anämie mit Stachelzellen	Zellmembranschäden und Oxydation von Zellenzymen
Mikroangiopathie, intravaskuläre Gerinnung	Fragmentierte Erythrozyten = „Schizozyten" im Blutausstrich, meist zusammen mit Thrombopenie	Fragmentation der Erythrozyten an Fibrinfäden innerhalb von Arteriolen
Herzklappenprothese, besonders Aortenklappenersatz	Schizozyten im Blutausstrich	Fragmentation der Erythrozyten an der Klappenprothese

Der Verdacht auf chronische Hämolyse erfordert in jedem Fall die Überweisung zu fachärztlicher internistischer oder hämatologischer Untersuchung; bei Verdacht auf akute Hämolyse ist umgehend stationäre Klinikaufnahme erforderlich.

2 Hämatologische Nebenwirkungen der Therapie

Nebenwirkungen konservativer Behandlung zeigen sich sowohl besonders frühzeitig als auch häufig mit hämatologischen Erscheinungen. Daraus folgt, daß bei jedem Verdacht auf eine hämatologische Störung auch an die Wirkung von Medikamenten gedacht werden muß. *Fast noch wichtiger ist es aber,*

bei jeder Verordnung die Möglichkeit einer hämatologischen Schädigung im Auge zu behalten. Besonders gilt dies, wenn die zu behandelnde Krankheit als solche bereits eine Störung der blutbildenden Organe oder der Blutzellen verursacht oder wenn eine hämatologische Störung latent vorhanden ist.
In diese Gruppe gehören vor allem folgende Krankheiten:

Zu hämatologischen medikamentösen Nebenwirkungen disponierende Krankheiten

Alle primär hämatologischen Krankheiten einschließlich der genetisch bedingten Hämoglobin-, Immun- und Enzymdefekte
Alle Infektionskrankheiten
Akute und chronische Leberleiden
Akute und chronische Nierenleiden
Rheumatische Krankheiten
Maligne Tumoren
Thyreotoxikose und Myxödem
Malabsorption

Zur Beurteilung des Nebenwirkungsrisikos eines Medikaments darf nicht allein die Zahl entsprechender Fallberichte herangezogen werden. Zwei besonders wichtige Gesichtspunkte sind der Indikationsbereich (wird das Mittel besonders in Fällen angewendet, bei denen mit krankheitshalber vorgeschädigter Hämatopoese gerechnet werden muß?) und die Zeit, die seit der Einführung verstrichen ist. Eine bestimmte Zahl von Nebenwirkungen eines seit Jahren eingeführten Mittels ist für sich allein noch kein Grund, stattdessen eine neue, in dieser Hinsicht zwar unbelastete, aber weniger erprobte Droge zu wählen.

Nur für wenige in Medikamenten verwendete chemische Verbindungen ist die Art ihrer schädigenden Einwirkung genau bekannt. Zum Unterschied von quantitativ-toxischen Wirkungen spielt hier die „individuelle Anfälligkeit" die wichtigste Rolle. Wegen der Vielzahl der hämatologischen Nebenwirkungen der Therapie kann nur eine Übersicht nach großen Gruppen gegeben werden. Da die Weiterbehandlung und Nachbeobachtung nach klinischer Therapie in der Regel den Allgemeinmediziner betrifft und die Zahl und Schwere von Nebenwirkungen mit der Zahl von wirksamen Behandlungsverfahren fast zwangsläufig zunimmt, ist die Kenntnis dieser Gefahren eine der wichtigsten Voraussetzungen moderner ärztlicher Tätigkeit überhaupt.

Zum Studium einzelner Fragen seien empfohlen: „Klinik und Therapie der Nebenwirkungen", herausgegeben von H.P. Kuemmerle und N. Goossens, II. Auflage, Thieme-Verlag, Stuttgart, 1973, und „Side effects of drugs", vol. 7, herausgegeben von L. Meyler u. A. Herxheimer, Excerpta Medica, Amsterdam, 1972.

Neben- wirkung / Stoff- gruppe	Anämie hämolytisch bei und durch En- zymdefekt	Anämie hämolytisch durch Anti- körper	Anämie megalozytär oder side- roachrestisch	Anämie aplastisch	Agranulozy- tose oder Granulozyto- penie	Thrombozy- topenie	Mutagen, eventuell leukämogen
Anthelmin- tica	Niridazol						
Antibiotica		Benzylpeni- cillin		Ampicillin Methicillin Cephalotin Oxytetracy- clin Chloramphe- nicol Thiamphe- nicol Amphoteri- cin B	Ampicillin Cephalotin Cephalexin Chloramphe- nicol Thiamphe- nicol Lincomycin Griseofulvin	Benzylpeni- cillin i. v. (selten) Cephalotin Rifampicin Amphoteri- cin B	Tetracycline (Verdacht)
Antidepres- siva					Imipramin (selten) Amitriptyline Perphenazine		
Antidiabe- tica				Chlorprop- amid	Carbutamid Chlorprop- amid Tolbutamid	Insulin-Anti- körper	

Nebenwirkung / Stoffgruppe	Anämie hämolytisch bei und durch Enzymdefekt	Anämie hämolytisch durch Antikörper	Anämie megalozytär oder sideroachrestisch	Anämie aplastisch	Agranulozytose oder Granulozytopenie	Thrombozytopenie	Mutagen, eventuell leukämogen
Antihistaminica		Diphenhydramine Tripelenamine			Antazoline Metapheniline Promethazine Trimeprazine Thenalidine Tripelenamine	Antazoline	
Antihypertonica		Methyldopa					
Antikoagulantien					Indandione	Heparin	
Antikonvulsiva			Primidone Phenytoin-Natrium Phenobarbital	Mesantoin	Ethosuximide (selten) Carbamazepine Mesantoin	Ethosuximide (selten)	
Antiprotozoica	Primaquine	Chinin	Pyrimethamine	Chloroquine Mepacrine Pyrimethamine	Amodiaquine Chloroquine Hydroxychloroquine Pyrimethamine Metronidazol	Chloroquine Pyrimethamine Chinin	

Antipyretica Antirheumatica	Phenazetin Amidopyrin Phenazopyridin	Phenazetin Amidopyrin	Salizylate Phenazetin	Salizylate Amidopyrin Phenylbutazon Oxyphenbutazone Goldsalze	Salizylate Amidopyrin Phenylbutazon Phenazone Oxyphenbutazone Allopurinol Goldsalze D-Penicillamin	Salizylate Phenylbutazon Oxyphenbutazone Goldsalze D-Penicillamin	Phenylbutazon (Verdacht)
Atropinähnliche Drogen					Diethazin		
Cytostatica und Immunosuppressiva				Alle	Alle	Alle	Alle
Digitalis-Glykoside und Kardiaca				Chinidin (selten)	Procainamid Ajmalin	Digitoxin Chinidin Propranolol	
Diuretica				Hydroflumethiazid Polythiazid	Chlorothiazid Hydrochlorothiazid Chlorthalidon Ethacrynsäure	Chlorothiazid Hydrochlorothiazid Acetazolamid	

Nebenwirkung / Stoffgruppe	Anämie hämolytisch bei und durch Enzymdefekt	Anämie hämolytisch durch Antikörper	Anämie megalozytär oder sideroachrestisch	Anämie aplastisch	Agranulozytose oder Granulozytopenie	Thrombozytopenie	Mutagen, eventuell leukämogen
Enzyme					Asparaginase	Asparaginase	
Hämotherapie		Bluttransfusion Plasmatransfusion			Bluttransfusion	Bluttransfusion	
Halluzinogene							Lysergid (Verdacht)
Hypnotica und Sedativa					Benzodiazepine (selten)	Hexopropymate Centalun	
Sulfonamide	Sulfonamide Sulfasalazin			Sulfonamide	Sulfonamide Sulfasalazin	Sulfonamide	
Strahlen				+	+	+	
Thyreostatica				Propylthiourazil Kaliumperchlorat	Propylthiourazil Methylthiourazil Kaliumperchlorat	Propylthiourazil Methylthiourazil	

Tranquilizer					Haloperidol (selten)	Chlorpromazine Mepazine Promazine Thioridazine Perphenazine Prochlorperazine Triflupromazine Haloperidol	
Tuberkulostatica	PAS Dapsone	PAS Thiosemicarbazone	PAS Isoniazid Pyrazinamid	Thiosemicarbazone	PAS Thiosemicarbazone	PAS Isoniazid Rifampizin	
Vaccination						Pocken-Schutzimpfung Tetanusimpfung	

Besondere Beachtung verdienen die folgenden Inkompatibilitäten:

Hämatologisch bedeutsame Inkompatibilitäten		
Barbiturate	beeinträchtigen die Wirkung von	Cumarinen und Indandionen, Antibiotica, Antimykotica, Antikonzipientien
Phenylbutazon Salizylsäure Indomethazin Allopurinol Probenecid Clofibrat Chinidin Phenothiazin Nortriptyline anabole Steroide	steigern die Wirkung von	Cumarinen und Indandionen, Sulfonylharnstoff
Allopurinol	steigert die Wirkung von	6-Merkaptopurin

Eine Besonderheit ist das in 90% der Fälle nach Ampizillinanwendung bei infektiöser Mononukleose auftretende, u. U. bedrohliche Rash-Syndrom.
Auch wenn in vielen Fällen die Folgen rückbildungsfähig sind, so gibt es doch keine grundsätzlich harmlosen hämatologischen Nebenwirkungen der Therapie. In jedem Verdachtsfall einer medikamentösen Schädigung ist das Mittel sofort abzusetzen. Das gleichzeitige Auftreten von Allgemeinerscheinungen, wie Gliederschmerzen, Übelkeit, Leibschmerzen, Durchfall, Anurie, Fieber und Hautefforeszenzen verstärkt den Verdacht. Rasche Kontaktaufnahme mit der herstellenden Firma kann nützliche Informationen bringen. *Die probeweise Wiederverabreichung des verdächtigen Medikaments ist riskant. Wenn es sich nicht um ganz flüchtige Erscheinungen gehandelt hat, ist stationäre Behandlung angezeigt.*

3 Blutkrankheiten

3.1 Störungen der Erythrozytopoese

Erythrozytopoese ist der Prozeß, der mit der Einschwemmung von reifen und kernlosen, hämoglobinhaltigen und daher roten Blutkörperchen in den Kreislauf endet. Ihre Aufgabe ist der Transport von Sauerstoff und Kohlendioxyd.

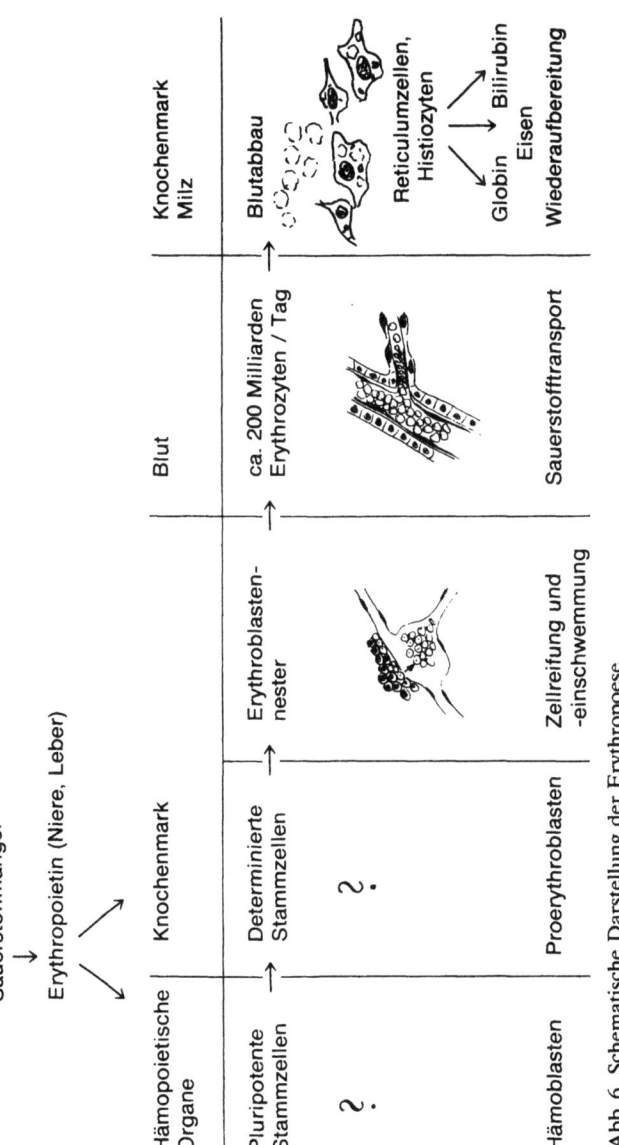

Abb. 6. Schematische Darstellung der Erythropoese

Um ihr während der 4 Monate ihrer normalen Lebensdauer in einem mechanisch und chemisch aufreibenden Milieu entsprechen zu können, benötigen sie außer reaktionsfähigem Hämoglobin eine stabile Hülle, einen enzymatischen Apparat zur Regeneration des Hämoglobin und einen Stoffwechsel zur Energieversorgung. Da diese besonderen Leistungen die Fähigkeit zur Selbsterneuerung ausschließen, müssen die Blutkörperchen nach Erschöpfung ihrer Energiereserven beseitigt, ihre Reste zur Wiederverwendung aufbereitet werden. Dies geschieht sowohl im Knochenmark als auch in der Milz. Allein das Mark liefert den normalen Nachschub von täglich rund 200 Milliarden Erythrozyten, der notfalls um etwa das Zehnfache gesteigert werden kann. Die Nachricht, die ihn abruft, ist der Sauerstoffmangel in den Geweben. Der Bote, der sie überbringt, ist ein Hormon (Erythropoetin), das in der Niere gebildet wird. Die Zellen, die sie empfangen, sind zur Bildung von roten Blutkörperchen vorgeprägte Mutterzellen (Proerythroblasten), lebenslänglich erneuert aus einem Speicher von Stammzellen, fähig zu jeder Art von hämatopoetischer Differenzierung. Die Proerythroblasten teilen sich und reifen in der Nähe der venösen Markkapillaren (Sinus), deren Wandzellen nur die reifen Blutzellen in den Blutstrom einlassen.

Diese Vorgänge — hier nur in den Umrissen skizziert – sind in verschiedenem Maße störanfällig, die Störungen wiederum haben unterschiedlich krankheitsprägende Kraft. In der praktischen Medizin spielen die folgenden eine Rolle:

Angriffspunkte für Erythrozytopoese-Störungen

Differenzierung und Reifung der Erythroblasten

Aufbau und Reifung des Hämoglobin

Aufbau und Bestand der enzymatischen und energieliefernden Fabrik des Erythrozyten

Aufbau und Bestand der Erythrozyten-Hülle = Zellmembran

Funktionieren des Kreislaufes in intakten Blutgefäßen

Alle Störungen in diesen Bereichen führen zum gleichen Ergebnis: Verminderung der Zahl der Erythrozyten und der Menge des Hämoglobin im peripheren Blut = Anämie. Die wesentlichen Krankheitserscheinungen, früher beschrieben und darum jetzt nur noch pauschal erwähnt, folgen aus dem Hämoglobinmangel. Voraussetzung einer kausalen Behandlung ist die Differenzierung der Anämiediagnose. Verhältnismäßig einfache Unterscheidungsmerkmale ergeben sich aus dem unterschiedlichen Gehalt der einzelnen Erythrozyten an Hämoglobin, der in gewissen Beziehungen zur Anämie-Ursache steht: hypochrome, normochrome und hyperchrome Anämien. In relativ enger Beziehung zum Hämoglobingehalt, ja sogar zu qualitativen Veränderungen des Hämoglobin-Moleküls, verändern sich auch Form und Größe der Blutzellen: mikrozytäre, normozytäre, makro- und megalozytäre, sphärozytäre und drepanozytäre Anämien. Modernere Einteilungen folgen unmittelbar den Entstehungsbedingungen.

Das Gegenteil der Anämie, krankhafte Vermehrung der Erythrozyten (Polyzythämie, Polyglobulie, Erythrämie), entsteht nur bei abnorm gesteigerter

Blutbildung. Eingeschränkter Blutabbau spielt keine selbständig regulierende Rolle. Die wichtigsten Krankheitserscheinungen entstehen aus der erhöhten Viskosität des Blutes, hervorgerufen durch die Vermehrung der Blutkörperchen.

Die Anämie ist die häufigste Blutkrankheit überhaupt. Die Blutungsanämie, als nicht eigentlich hämatologische Störung, wurde bereits erwähnt. Die relativen Veränderungen der Erythrozytenmenge durch vorübergehende Verminderung (Fieber, Hitze, Diarrhoe, Schock) oder Vermehrung (Schwangerschaft, Makroglobulinämie, Urämie, Phenylbutazon) des Blutplasma kommen hier nicht in Betracht. Die Aufklärung der Ursache einer Anämie kann mit den einfachsten Mitteln gelingen (z. B. Eisenmangelanämie bei Menorrhagie), sie kann aber auch den gesamten Aufwand einer hochspezialisierten Klinik erfordern. Auf eine sorgfältige ursächliche Aufklärung kann unter keinen Umständen verzichtet werden. Die nachfolgende Aufzählung verschiedener Anämieformen folgt vor allem der praktischen Bedeutung und Häufigkeit.

3.2 Aplastische Anämie (Knochenmarkinsuffizienz)

3.2.1 Definition und Häufigkeit

Aplastische Anämien sind gekennzeichnet durch eine Verminderung der aus dem Knochenmark stammenden Zellen des Blutes, Erythrozyten, Granulozyten und Thrombozyten = Panzytopenie, hervorgerufen durch einen teilweisen bis vollständigen Ersatz der blutbildenden Markanteile durch Fettgewebe. Diese partielle bis totale Markatrophie geht einher mit dem Verlust der Stammzellen, dem Schwund großer Teile des das Mark versorgenden Kapillarsystems und mit der Atrophie der Knochenbälkchen. Die Wiederbesiedlung der so entleerten Markabschnitte gelingt selten. Das Mark in seiner Gesamtheit hat die Fähigkeit verloren, Blutzellen zu bilden. Die Tatsache, daß auch die außerhalb des Markes gelegenen, im Embryonalleben noch blutbildenden Gewebe von Milz, Leber und Lymphknoten nicht kompensatorisch eintreten, spricht für eine tiefgreifende Störung der gesamten Hämopoese. Nur in etwa 50% der Fälle gelingt es, chemische (medikamentöse), infektiöse oder radiologische Schäden als Ursache nachzuweisen. Der pathogene Mechanismus ist noch unbekannt. Es gibt Indizien für immunologische Vorgänge, möglicherweise aufgrund einer individuellen Disposition.

Praktisch wichtige Ursachen: Medikamente, vor allem Chloramphenicol, Amidopyrin, Phenylbutazon,
Arsen, Gold,
Chemikalien, vor allem Benzol und halogenierte Kohlenwasserstoffe.

Häufigkeit. Die Morbidität der aplastischen Anämie in großen Kollektiven ist nicht bekannt. Es gibt erhebliche Unterschiede zwischen Bevölkerungsgruppen. Die aplastischen Formen machen insgesamt etwa 7% aller Anämien aus, die „idiopathische" Form kommt häufiger bei Frauen vor (nach L. Nowicki u. H. Martin, 1974).

Synonyme. Hypoplastische Anämie, Panmyelopathie, Panmyelophthise, Panzytopenie, Knochenmarkatrophie, Knochenmarkinsuffizienz, primäre refraktäre Anämie, aregenerative Anämie, Aleukia hämorrhagica. Nicht alle diese Bezeichnungen decken sich vollständig mit dem Begriff der aplastischen Anämie. Sie werden jedoch häufig, wenn auch nicht immer korrekt, im selben Sinn angewendet. Angeborene Formen: Fanconi-Anämie und Blackfan-Diamond-Anämie. Ausschließlicher Ausfall der Erythropoese bei Erwachsenen mit gesicherter, immunologischer Pathogenese: Erythro-Aplasie = „pure red cell aplasia".

3.2.2 Diagnose

3.2.2.1 Beschwerden und körperlicher Zustand

Jede Anämie ist verdächtig auf aplastische Entstehung, bei der Fieber besteht, der Allgemeinzustand unverhältnismäßig schlecht, die BKS unverhältnismäßig hoch ist und Infektanfälligkeit und Blutungsneigung auf zusätzliche Ausfälle der Granulozytopoese und der Plättchenbildung hinweisen. Geringfügige universelle Lymphknotenschwellungen sind mit der Diagnose vereinbar, nicht aber markante Vergrößerungen von Lymphknoten, Milz und Leber. Die meisten sonstigen klinischen und chemischen Befunde sind unsignifikant.

3.2.2.2 Blutbefunde

Die Differentialdiagnose wird eingeengt durch den Blutbefund der Panzytopenie. Im Blutausstrich finden sich entsprechend wenig kernhaltige Zellen, in der Regel auch keine kernhaltigen roten Blutzellen. Die Lymphozyten sind relativ vermehrt. Die Erythrozyten sind normochrom, normo- bis makrozytär; stärkere Formabweichungen fehlen. Die Retikulozytenzahl ist niedrig, kleiner als 10‰.

3.2.2.3 Knochenmarksbefund

Die Diagnose wird allein gesichert durch die Histobiopsie des Knochenmarks, am besten durch die Myelotomie am Beckenkamm.[1]

Der üblicherweise „leere" Befund der Ausstriche einer Sternalmarkpunktion läßt die Möglichkeit von fibröser, neoplastischer oder chronisch-entzündlicher Markumwandlung offen.

---

[1] R. Burkhardt: Die Histomorphologie der Knochenmarkinsuffizienz. Gemeinsame Tagung d. Dt. u. Österr. Ges. f. Hämatologie, Wien, 1974.

> **Diagnose der aplastischen Anämie**
> Meist stärker reduzierter Allgemeinzustand bei gutem Ernährungszustand, uncharakteristische „grippale" Beschwerden
> In fortgeschrittenen Fällen Infektneigung bis zu Haut-, Schleimhautulzerationen, nekrotisierender Angina und Pneumonie
> Blutungsneigung mit Petechien, Menorrhagie, Magen-Darmblutungen
> Stark beschleunigte BKS
> Normochrome Anämie mit Panzytopenie und erniedrigter Retikulozytenzahl
> Typischer histologischer Knochenmarksbefund mit überwiegendem Fettgewebe oder isoliertem Ausfall der Erythropoese und Vermehrung von Entzündungszellen.

3.2.2.4 Differentialdiagnose

Schwere Blutungsanämie, unreifzellige aleukämische Hämoblastose, neoplastische Retikulose, Knochenmarkskarzinose, Myelofibrose, Osteomyelosklerose, splenopathische Knochenmarkshemmung. Spezialfälle der aplastischen Anämie sind die seltenen, reinen Aplasien der Erythropoese. Angeborene Formen sind die Erythroblastopenie BLACKFAN-DIAMOND und die mit Mißbildungen verbundene FANCONI-Anämie. Größere praktische Bedeutung hat die erworbene Erythroblastopenie (pure red cell aplasia) der Erwachsenen wegen ihrer Beziehung zu Autoimmunkrankheiten und Thymustumoren einerseits, zu medikamentöser Erythropoese-Hemmung (Chloramphenicol und Hydantoine) andererseits.

Die Bedeutung der *Frühdiagnose* ergibt sich aus dem schweren Krankheitsbild. *Jede „refraktäre" Anämie, vor allem aber jede Panzytopenie ist möglichst umgehend der fachärztlichen Untersuchung und der histologischen Knochenmarksuntersuchung (Myelotomie) zuzuführen.*

3.2.3 Krankheitsbild

3.2.3.1 Krankheitsbeginn

In etwa der Hälfte der Fälle beginnt die Krankheit unmerklich und verschlimmert sich langsam. Zu Beginn können Gliederschmerzen, Kopfschmerzen und Übelkeit auftreten. Manchmal ist es nur eine unbestimmte Mattigkeit, verbunden mit Gewichtsabnahme und Hautblässe, die zum Arzt führt. Gelegentlich wird die Panzytopenie erst anläßlich einer Blutbildkontrolle aus anderem Anlaß entdeckt. Nicht selten aber auch steht die thrombopenische Blutungsbereitschaft so im Vordergrund, daß Nasen- oder Zahnfleischbluten, längeres Nachbluten aus Bagatellverletzungen, wie beim Rasieren, oder Menorrhagie, zuerst die Aufmerksamkeit auf sich ziehen. Seltener ist der Beginn mit einer lebensbedrohlichen Blutung.

3.2.3.2 Verlauf

Im Verlauf summieren sich diese Zeichen und es kommen die Erscheinungen der Granulozytopenie mit Neigung zu Anginen, Sinusitis, Bronchitis, Otitis, Pneumonie und Abszessen hinzu. Dieser Zustand kann monate- bis jahrelang stagnieren, von mehr oder weniger deutlichen Schüben der Verschlimmerung unterbrochen. Heilungen sind selten, häufiger kommt es zu einem symptomenarmen Zustand, der einer Defektheilung entspricht. Hämolytische Schübe und Übergänge in akute Leukämien kommen in einzelnen Fällen vor. Etwa 50% der Fälle verlaufen tödlich, von Behandlungsmaßnahmen kaum beeinflußt. Dies gilt vor allem für die *akuten und schweren Verlaufsformen,* die bei jüngeren Menschen und vor allem beim weiblichen Geschlecht häufiger auftreten. Dabei machen sich von vorneherein hämorrhagische oder septische Komplikationen bemerkbar.

Prognose: Mortalität bei Erwachsenen 60–75%, bei Kindern 50%, abhängig von der Schwere der initialen Erscheinungen. Unter den einzelnen Symptomen hat nur der Retikulozytenwert eine gewisse prognostische Bedeutung. Je mehr Retikulozyten, desto besser. Gegenüber den „idiopathischen" Fällen haben die exogen verursachten die bessere Prognose.

3.2.4 Therapie

3.2.4.1 Sofort- und Notmaßnahmen

Die folgenden Maßnahmen können in akut verlaufenden Fällen und bei schweren Blutungs- oder Infektionskomplikationen nötig werden:
Das erste Gebot ist die Ausschaltung der Ursache, soweit eine solche erkennbar ist.
Verbringung in sterile Pflegeeinheit verbessert die Möglichkeit, gefährliche infektiöse Komplikationen zu beherrschen.

Bluttransfusionen. Wegen der Gefahr der Sensibilisierung soweit wie möglich zu beschränken auf Übertragung von Erythrozytenkonzentraten. Als Indikation zur Transfusion werden in der Regel erst Hämoglobinwerte unter 6 g% angesehen, speziell, wenn Blutung oder Infektion einen weiteren raschen Abfall befürchten lassen. Die Übertragung von Plättchenkonzentrat kommt in Frage, wenn thrombopenische Blutungen das Leben bedrohen. In jedem Fall ist nach den Grundsätzen einer „gezielten Hämotherapie" zu verfahren. *Da das Risiko der Unverträglichkeitsreaktion hoch ist und mit jeder Transfusion wächst, muß vor ambulanten und nicht streng indizierten Blutübertragungen gewarnt werden.*

Knochenmarkstransplantation. In refraktären, schweren und akuten Fällen, vor allem im Kindes- und Jugendalter, als ultima ratio. Noch ungelöst ist das

Problem der rechtzeitigen Indikationsstellung. Die Gefahr, den günstigen Zeitpunkt zu verpassen, besteht vor allem bei der Notwendigkeit von Blutübertragungen, die zu weiterer Sensibilisierung gegen Blutelemente und zu Steigerung der Transplantatunverträglichkeit führen. Dem stehen entgegen die Schwierigkeit, die Aussichtslosigkeit einer mit anderen Mitteln zu erzielenden Remission mit genügender Sicherheit abzuschätzen, die Tatsache, daß die Transplantation die Notwendigkeit einer komplikationsreichen Immunsuppression für unbestimmbare Zeit nach sich zieht und daß die Erfolge der Transplantation nur bei Kindern über der Quote der Spontanremissionen liegen. Eingeschränkt wird die Möglichkeit zudem durch die Notwendigkeit der strengen Spenderauswahl. Es handelt sich somit um eine experimentelle Therapie mit bedeutenden Zukunftshoffnungen, die derzeit noch wenigen mit allen Problemen genügend vertrauten Zentren vorbehalten ist.

Cortisol. In allen Fällen ist ein Versuch angezeigt, z. B. mit Methylprednisolon, orale Tagesdosis 40 mg; nach Ansteigen der Retikulozytenzahl und des Hämoglobin tastende Dosisreduzierung unter fortlaufender Kontrolle der Blutwerte. Von dieser Maßnahme kann eine Unterdrückung immunologischer Stammzellschädigung, eine Stimulation der Myelopoese und eine Verlängerung der Lebenszeit der Knochenmarkszellen erwartet werden. Wenn nach 3 Monaten noch kein Therapieerfolg festgestellt werden kann, sollte die Behandlung abgesetzt werden, da Nebenwirkungen auf das Kapillarsystem (weiterer Rückgang der Kapillarisierung mit fortschreitender Markatrophie), auf den Knochen (beschleunigte Osteoporose) und auf die Infektabwehr auf die Dauer überwiegen.

Antibiotika. Infektionen müssen rasch und intensiv antibiotisch behandelt werden. In jedem Fall vor Einsetzen der Behandlung umgehend Ermittlung von Keimart und Resistenz durch Abstrich-, Blut- und Urinuntersuchungen. Dann einleitender Einsatz typischer Breitspektrumantibiotika, endgültige Wahl des Antibiotikum nach dem Resistenztest-Ergebnis.

Splenektomie. Das Risiko des Eingriffes ist hoch. Er verspricht keine Heilung, kann aber die Lebenszeit der zirkulierenden Blutzellen verlängern. Er ist deshalb bei unbeeinflußbarer Panzytopenie in Erwägung zu ziehen.

3.2.4.2 Dauermaßnahmen

Blutungs- und Infektionsprophylaxe. Da es keine kurative Behandlung gibt, ist das Ziel aller Maßnahmen die Aufrechterhaltung eines möglichst erträglichen Zustandes für möglichst lange Zeit, um die Erwartung einer Spontanremission voll auszuschöpfen. *Gerade die allgemeinmedizinische Betreuung kann viel dazu beitragen, den Kranken so lange wie möglich in dem gewohnten Milieu, wenn möglich sogar in seiner Berufstätigkeit, zu halten.* Der Patient selbst muß über die erhöhte Blutungs- und Infektionsgefahr aufgeklärt werden. Hilfreich sind weiterhin prophylaktische Empfehlungen, z. B. über schonende Rasur und Zahnpflege, antiseptische Hautpflege, sorgfältige Stuhlregulierung, eventuelle ovulationshemmende Hormonbehandlung, Grippeschutzimpfung und Vermeidung von Ansteckungsmöglichkeiten. Eine zumindest teilweise Isolation — Vermeidung von Menschenansammlungen und unnötigen Besuchern und regelmäßiges antiseptisches Händewaschen nach jedem Kontakt mit Menschen — wird erforderlich, wenn die absolute Zahl der Leukozyten 500/mm^3 unterschreitet. Wie bei jeder chronischen und mit einer hohen Mortalität belasteten Krankheit ist auch die Beratung der Familie eine für das Wohlbefinden des Kranken äußerst wichtige Aufgabe. Diese Beratung sollte die Sicherstellung des Weges einer im Notfall der schweren hämorrhagischen oder infektiösen Komplikation erforderlichen raschen Klinikaufnahme einschließen. *Eine generelle antibiotische Prophylaxe ist kontraindiziert. Bei Blutungsneigung sind intramuskuläre Injektionen möglichst zu unterlassen.*

Myelostimulation. Ein sicherer myelostimulatorischer Effekt ist nur für androgene Hormone nachgewiesen. Vorzuziehen ist die orale Anwendung von synthetischem Testosteron = Oxymetholon in einer Dosis von 2–4 mg/kg/Tag vor oralem Testosteronpropionat oder intramuskulär zu injizierendem Testosteronönanthat. Die kombinierte Anwendung von Oxymetholon zusammen mit Cortisol kann, häufiger bei Kindern, dauerhafte Remissionen bringen. Bei offensichtlicher Erfolglosigkeit sollten auch die Androgene wegen ihrer Nebenwirkungen, wie Akne, Hirsutismus und Flüssigkeitsretention, abgesetzt werden. Erfolglosigkeit wird angenommen, wenn der planmäßige und ausreichend dosierte Einsatz aller geeigneten Maßnahmen nach 3 Monaten keine Besserung gebracht hat.

Substitution. Ein spezifischer Nutzen von Substitution mit Vitaminen, Folsäure, Eisen, Leberextrakten oder Bluteiweißkörpern ist nicht erwiesen. Offensichtliche Mangelerscheinungen müssen selbstverständlich beachtet und behoben werden. Sekundärer Eisenmangel ist häufig. Bei Infekten kann der Einsatz von Eisen- und Vitamin C-Gaben, eventuell auch eine Substitution mit Immunglobulinen, den Erfolg der notwendigen antibiotischen Behandlung unterstützen.

Klinische Behandlung. Wegen der Schwere der Krankheit, der Häufigkeit von Komplikationen und der Notwendigkeit spezifisch hämatologischer Kontrolluntersuchungen erfordert die chronische Betreuung dieser Kranken einen engen Kontakt mit einem versierten Facharzt oder einer klinischen Spezialabteilung. Dennoch kann es bei guter allgemeinmedizinischer Führung des Kranken und seiner Umgebung gelingen, dem Patienten für Monate oder sogar für viele Jahre ein nahezu normales Leben zu sichern. Die Tatsache, daß die durchschnittliche Überlebenszeit nach Diagnosestellung kaum mehr als 3 Monate beträgt, will bei der Beratung sorgfältig bedacht, doch keinesfalls zur

Maxime des therapeutischen Handelns im Einzelfall erhoben werden. Der Einsatz klinisch-stationärer Behandlung muß soweit als möglich auf Episoden der Blutungs- oder Infektionsbekämpfung begrenzt werden.

3.3 Eisenmangel-Anämie

3.3.1 Definition und Häufigkeit

Wenn die Eisenzufuhr mit dem Bedarf des Körpers (davon 70–80% für die Erythrozytopoese) nicht Schritt hält, kommt es zu Eisenmangel-Anämie. Sie zeichnet sich aus durch ein Überwiegen des Hämoglobinmangels über den Mangel an roten Blutkörperchen. Denn die Bereitstellung von Eisen ist eine Voraussetzung der Hämoglobinbildung. Erst sekundär führt schwerer Hämoglobinmangel auch zu Störungen der Erythropoese und der gesamten Myelopoese. Die weitaus überwiegende Zahl der hypochromen, durch Hämoglobinmangel hervorgerufenen Anämien beruht auf dem Mangel an Eisen. Betroffen ist besonders das weibliche Geschlecht, denn der monatliche Blutverlust der geschlechtsreifen Frau und die Schwangerschaft erfordern Mengen des Metalls, die die Ernährung vieler Bevölkerungsschichten der Erde nicht bereitstellt. 15% der menstruierenden und 30% der graviden Frauen leiden an Eisenmangelanämie (V. F. Fairbanks c.s., Clinical disorders of iron metabolism, Band 2, Grune and Stratton, New York, 1971). Aber auch der Eisenbedarf jüngerer Frauen und Kinder wird vielfach durch die Nahrung nicht gedeckt. Denn die notwendige orale Zufuhr liegt etwa um das 10-fache höher als die aus dem Darm davon resorbierte Menge, normale Resorptionsverhältnisse vorausgesetzt, die häufig nicht vorhanden sind. *Die Versorgung mit Nahrungseisen gehört somit zu den bedeutendsten Ernährungsproblemen der Weltbevölkerung, die Eisenmangelanämie zu den häufigsten und am längsten bekannten Krankheiten der Menschheit.* 52% aller Anämien beruhen auf Eisenmangel (L. Nowicki u. H. Martin, 1974).

Minimaler Eisenbedarf (mg/Tag)
(nach H. Begemann u. H. G. Harwerth: Praktische Hämatologie, G. Thieme, Stuttgart, 1974)

	Resorbiertes Eisen	Benötigte orale Zufuhr bei normaler Resorption
Geschlechtsreife Frauen	2	20
Frauen während der Gravidität und Stillzeit	3	30
Frauen nach der Menopause und Männer	1,3	13

Zahlreiche weitere Bedingungen führen zu Eisenmangelanämie:

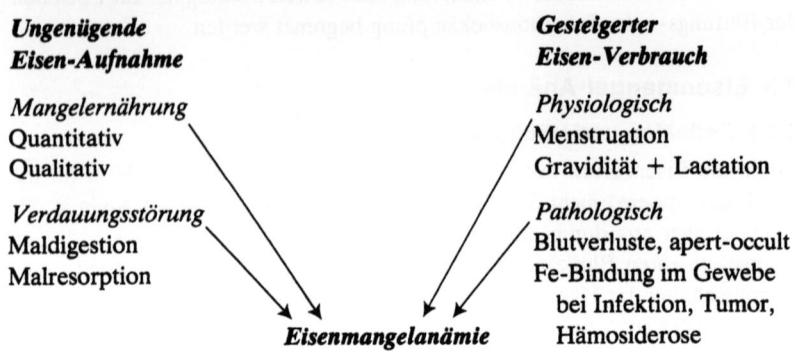

Ungenügende Eisen-Aufnahme

Mangelernährung
Quantitativ
Qualitativ

Verdauungsstörung
Maldigestion
Malresorption

Eisenmangelanämie

Gesteigerter Eisen-Verbrauch

Physiologisch
Menstruation
Gravidität + Lactation

Pathologisch
Blutverluste, apert-occult
Fe-Bindung im Gewebe
bei Infektion, Tumor,
Hämosiderose

Das folgende Schema des Eisenstoffwechsels macht die Angriffspunkte der zahlreichen Störungsmöglichkeiten deutlich, die zur Eisenmangelanämie führen:

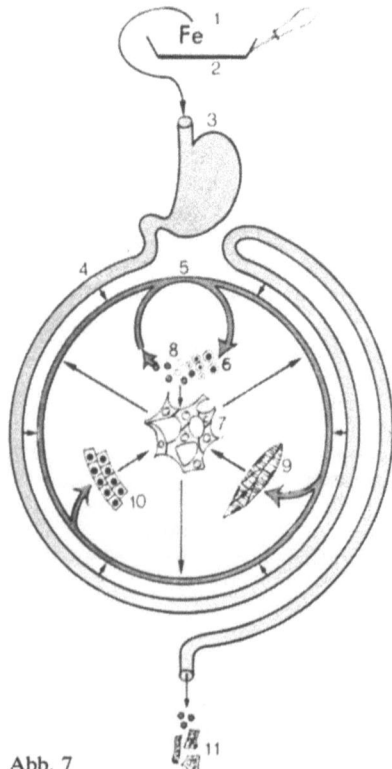

1. Eisenzufuhr durch Nahrung, Tagesbedarf ca. 10–15 mg Fe^{++}
2. Verbesserung der Aufnahme durch Zubereitung
3. Eisenresorption im Magen und oberen Dünndarm als Fe^{++}, ca. 10% der Zufuhr, 1–3 mg/Tag
4. Eisenaufnahme durch Darmschleimhaut ins Blut mit Hilfe von Ferritin (= Träger und Schutz)
5. Eisentransport im Blut mit Hilfe von Transferrin (Siderophilin)
6. Übergabe von Transferrin-Eisen an Erythroblasten des Knochenmarkes (Hämoglobinbildung), an Muskelzellen (9) (Myoglobin) und an Parenchymzellen (10) (Cytochrome). Tagesbedarf aus internem Umsatz: 20–40 mg Fe^{++}, davon ca. 22 mg zur täglichen Neubildung von ca. 6,58 g Hämoglobin.
7. Aufnahme von Eisenüberschuß aus Hämoglobin-Myoglobin- und Cytochrom-Abbau in Retikulumzellen als Ferritin und Hämosiderin, von dort bedarfsweise Rückgabe in den Kreislauf
8. Knochenmarks-Erythropoese (Hämoglobin-Aufbau)
9. Myoglobin-Synthese der Skelettmuskulatur
10. Cytochrom-Synthese in Geweben
11. Eisenausscheidung durch Faeces, Zelldetritus und Urin ca. 1–3 mg/Tag

Abb. 7

Vor allem Verletzungen, Infektionen, Parasiten, Tumorkrankheiten und hämolytische Störungen beanspruchen die Eisenvorräte des Körpers. Die häufigste Ursache des Eisenmangels bei Erwachsenen in zivilisierten Ländern ist jedoch die gastrointestinale Blutung, vor allem ausgelöst durch Magen- und Duodenalgeschwüre, Hiatushernien, Gastritis und Neoplasmen. Besonderes Augenmerk verdient in diesem Zusammenhang die okkult blutende, erosive, chronische Gastritis, hervorgerufen durch Salicylat-Einnahme.

Häufigste Ursachen der chronisch-okkulten gastrointestinalen Blutung	
Lokalisation	Blutungsursache
Oesophagus	Varizen, Hiatushernie
Magen	Varizen, Geschwüre, Karzinom, Gastritis (Salizylsäure!)
Dünndarm	Geschwüre, Meckel-Divertikel, Polypen, Teleangiektasien, Enteritis regionalis, Helminthiasis, Gefäßverschluß, Volvulus
Gallenwege	Cholelithiasis, Neoplasma
Colon	Colitis ulcerosa, Karzinom, Diverticulosis, Polypen, Amöbiasis
Rektum	Hämorrhoiden, Ulcera, Polypen, Karzinom

Die Eisenresorption wird gestört vor allem durch Malabsorption und durch Magenresektion. Rund 50% der subtotal Resezierten entwickeln nach Jahren eine Eisenmangelanämie. Als Beispiel für seltene, aber im Einzelfall gravierende Ursachen des Eisenmangels sei die Lungenhämosiderose genannt.

3.3.2 Diagnose

3.3.2.1 Beschwerden und körperlicher Zustand

Abgesehen von den früher erwähnten allgemeinen und chronischen Anämiezeichen ist der Eisenmangel in schweren Fällen zu erkennen an Mundwinkelrhagaden, atrophischer Glossitis, Zungenbrennen, Schluckbeschwerden, Koilonychie (Hohlnägel), sprödem Haar, trocken-abschilfernder Haut. Abnorme Eßgelüste nach Erde, Lehm, Eis, Wäschestärke und Mauerkalk kommen vor. Die nicht konstante Beziehung zwischen diesen Symptomen, der Schwere des Eisenmangels und dem Grad der Anämie erklärt sich unter anderem aus der unterschiedlichen Wirkung des Eisenmangels einerseits auf die Hämoglobinbildung, andererseits auf Zell- und Gewebsenzyme. Da sich die Krankheit meistens durch die Summation kleiner Verluste über viele Jahre hinweg entwickelt, ist es nicht verwunderlich, daß ihre Erscheinungen durch Adaptation, vor allem der Herz-Kreislauf-Leistung, teilweise überwunden und durch Gewöhnung subjektiv oft kaum empfunden werden.

3.3.2.2 Blutbefunde

Der Blutausstrich liefert in leichten bis mittelschweren Fällen wegen der Inkonstanz der Färbeergebnisse und der Ausstrichdicke keine sichere Diagnose. In schweren Fällen ist schon das durchsichtig-weißliche Aussehen der Plasmasäule der beschleunigten BKS hinweisend. Die ausgestrichenen Erythrozyten sind zu blassen, ringförmigen Scheibchen (Annulozyten) verändert. Die im Vergleich zur Erythrozytenzahl und zum Hämatokrit besonders starke Erniedrigung des Hämoglobin beweist den hypochromen Charakter der Anämie (HbE < 28 pg%, MCHC < 31 g%). Eisen- und Bilirubinwerte im Serum sind erniedrigt. Die ungesättigte Eisenbindungskapazität ist erhöht.

3.3.2.3 Knochenmarksbefund

In typischen Fällen ist die Erythropoese gesteigert und mikroblastisch. In den Endothelien und Retikulumzellen fehlt jede Spur von Siderin. Bei schwieriger Differentialdiagnose ist die histologische Untersuchung der Sternalpunktion vorzuziehen.

Angesichts der Häufigkeit vor allem bei Armen, bei einseitig Ernährten (Vegetarier!), bei Magen-Darm-Leidenden, bei chronisch Kranken, bei Kindern, bei jungen Frauen und bei Schwangeren ist besonders in jedem solchen Fall auch bei fehlenden Beschwerden nach Zeichen einer Eisenmangelanämie zu suchen. Folgende Maßnahmen sind zu empfehlen:

▶ **Diagnostisches Vorgehen bei Verdacht auf Eisenmangel-Anämie**

1. Feststellung subjektiver Beschwerden
2. Feststellung objektiver Krankheitszeichen
3. Blutausstrichdiagnostik
4. Hämoglobinbestimmung, Hämatokrit, MCHC
5. Bestimmung des Serumeisens und der ungesättigten Eisenbindungskapazität
   (Normalwerte für Männer, Serumeisen: 90–140 µg
   UEBK: 200–300 µg
   Normalwerte für Frauen, Serumeisen: 80–120 µg
   UEKB: 150–250 µg
6. Analyse der Lebens- und Ernährungsgewohnheiten

> **Jedenfalls aber zusätzlich:**
> 7. Ausschluß von Blutverlust (Inspektion der Haut, der Schleimhäute, sämtlicher Körperöffnungen, Urinsedimentuntersuchung, Benzidinprobe im Stuhl, *wenn negativ:*
> 8. Ausschluß von Resorptionsstörung (klinische Untersuchungen, speziell Xylosetest), *wenn negativ:*
> 9. Ausschluß von Hämolyse (s. Seite 24, 55 ff.)

Die Aufklärung der Ursachen einer Eisenmangelanämie kann mit dem behandschuhten Finger im Rektum in weniger als einer Minute gelingen. Sie kann ebenso gut den gesamten Einsatz von Fachpraxis, ja sogar der großen Klinik erfordern. *Während bei jugendlichen Patienten mehr an die Mangel- und Verbrauchssituation gedacht werden muß, wird die Aufmerksamkeit des Arztes bei älteren Menschen vor allem der Magen-Darmfunktion und dem Ausschluß von hämorrhagischer Diathese und Neoplasmen gelten.*

3.3.2.4 Differentialdiagnose

Aplastische Anämie, hämolytische Anämie, Thalassämia minor, sekundäre Anämie bei Malignom oder chronischem Infekt, Leber- oder Nierenleiden, Bleianämie. *Selten: hypochrome Anämien* **ohne** *Eisenmangel*, z.B. Enzymo-Hämoglobinopathien, Mangelzustände an B-Vitaminen oder Vitamin C, Hypogenitalismus, Myxödem, Hypophysenvorderlappeninsuffizienz, schwerer Eiweißmangel, sideroachrestische Störungen, Atransferrinämie. Die Diagnostik dieser seltenen Störungen obliegt der Spezialabteilung, ebenso wie die Aufdeckung der Ursachen der Eisenmangelanämie in Problemfällen. In der Praxis wird die Diagnostik dann mit der Feststellung der mit ausreichender Eisenverabreichung nicht zu behebenden hypochromen Anämie enden.

3.3.3 Krankheitsbild

Nur in schweren Fällen mit der zuvor gekennzeichneten klassischen Symptomatologie gedeiht die Eisenmangelanämie zu einem typischen Krankheitsbild, das den Patienten zum Arzt führt. In der Mehrzahl der Fälle verbergen sich vereinzelte Symptome hinter anderen Beschwerden. Sehr häufig sind es dann andersartige Leiden oder Leidensvorstellungen, die den ersten Arztbesuch veranlassen. Kinderkrankheiten, das „unkonzentrierte" Schulkind, die „neurasthenische" junge Frau, die „Überarbeitung", der verdorbene Magen, die chronische Bronchitis, die „Herzschwäche", die Verstopfung, das „Alter" *— was dem Arzt auch vorgetragen werden mag, er wird gut daran tun, die häufigste aller Krankheiten in seine Aufmerksamkeit einzubeziehen.* Eine typische Entwicklung der Eisenmangelanämie als gesondertes Krankheitsbild gibt es kaum. Dessen ungeachtet ist es wichtig, die Störung rechtzeitig zu erkennen, denn die chronische Eisenmangelanämie beeinträchtigt nicht nur die normale Leistungsfähigkeit (bei Kindern auch das Wachstum und die Entwicklung) der zahlreichen Betroffenen erheblich, sie stellt daneben auch einen Risikofaktor von nicht zu unterschätzender Größe für die Anfälligkeit gegen Infektionen, die Resistenz gegen ungewohnte körperliche Belastungen (Berg- und Sportunfälle), die Rekonvaleszenz von Schwangerschaften und Operationen, die Thrombosegefährdung und, bei älteren Menschen, für die Auswirkungen arteriosklerotischer oder kardialer Kreislaufinsuffizienzen dar. Wenn eine fortschreitende Krankheit zugrunde liegt, pflegen ihre Erscheinungen entweder in den Vordergrund zu treten oder kuriert zu werden. Bei den chronischen Formen durch Mangel, gutartig gesteigerten Verbrauch oder Resorptionsstörungen kommt es gewöhnlich zu einem Wechsel zwischen Stillstand und neuer Verschlimmerung, meist hervorgerufen durch dazwischentretende andere Leiden und daher durch sie überdeckt.

Prognose: Als unmittelbare Todesursache tritt die Eisenmangelanämie nicht auf. Sie verschlimmert jedoch die Prognose der lebensbedrohenden Infekte in allen Altersstufen und der Herz-Kreislaufleiden der mittleren und höheren Lebensalter.

3.3.4 Therapie

Nur die Beseitigung der Ursache kann eine dauerhafte Besserung der Eisenmangelanämie garantieren. Trotzdem wird man in jedem Fall möglichst rasch den Eisenmangel selbst zu beheben versuchen. Dazu genügt nicht die Zufuhr des für den Ausgleich eines Hämoglobindefizits benötigten Eisens. Es müssen außerdem die entleerten Körpereisendepots wieder aufgefüllt und der möglicherweise für längere Zeit oder dauernd erhöhte Bedarf berücksichtigt werden. Daß dies nicht in genügendem Maß geschieht, ist die Ursache nicht weniger vermeintlicher Versager der oralen Eisenbehandlung. Wegen der geringen Nebenwirkungen ist diese Behandlungsform vorzuziehen. Die tägliche Dosis für Kinder beträgt 100 mg, für Erwachsene 200 mg, die Einzeldosis sollte nicht weniger als 50 und nicht mehr als 100 mg betragen. Sie sollte 1 Stunde vor den Mahlzeiten eingenommen werden. Leichte Nebenwirkungen, wie Obstipation oder Diarrhoe, sind häufig. Sie sollten höchstens eine vorübergehende Reduktion der Dosis oder einen Präparatewechsel veranlassen. Eine absolute Intoleranz gegen orale Eisengaben ist sehr selten. Das Eisen muß in zweiwertiger Ferro-Form vorliegen. Gegen resorptionsverzögernde Konfektionierung (Dünndarmkapsel) bestehen Bedenken. Kombinationspräparate mit anderen, die Hämopoese stimulierenden Mitteln, sind unbedingt zu vermeiden. Die mindestens benötigte therapeutische orale Eisenmenge läßt sich folgendermaßen errechnen (nach H. Begemann u. H. G. Harwerth: Praktische Hämatologie, G. Thieme, Stuttgart, 1974):

■ **Orale Eisenzufuhr, Dosisberechnung**

(Soll-Hb in g% − Patienten-Hb in g%) × 10 = Hb-Defizit g/l Blut
Hb-Defizit g/l Blut × Soll-Blutvolumen in l = Gesamt-Hb-Defizit in g.
Gesamt-Hb-Defizit in g × 0,0034 = Hb-Fe-Defizit in g
Hb-Fe-Defizit in g + 1,0 g Fe = benötigte gesamte Fe-Menge in g.

Intravenöse Eiseninjektionen sollten wegen ihrer, freilich seltenen, unter Umständen aber sogar tödlichen Nebenwirkungen möglichst unterlassen werden, um so mehr, als für den akuten Bedarf gut resorbierbare Eisen-Sorbit-Verbindungen zur intramuskulären Injektion zur Verfügung stehen. Frühere Bedenken gegen diese Verabreichungsform („Rostflecken" der Haut, lokale Tumorentwicklung im Tierversuch) sind damit gegenstandslos geworden.

Indikationen für die intramuskuläre parenterale Eisenzufuhr sind: Akuter Bedarf bei schwerem Eisenmangel mit anhaltender Blutung, interkurrenter Infektion oder Malabsorption sowie Intoleranz gegen orale Zufuhr bei Unverträglichkeit, Colitis ulcerosa oder regionaler Iliitis.

Eine eindrucksvolle Übersicht über Anwendungsmöglichkeiten, Kosten, Wirksamkeit und Nebenwirkungen der Eisentherapie liefert die folgende Tabelle (nach V. F. Fairbanks u. E. Boydler, in W. J. Williams c.s., Hematology, McGraw Hill Book Comp., New York, 1972):

Therapie	*Kosten in US-Dollar pro Gramm Fe (1971)*	*Erfolg*	*Nebenwirkungen*
Oral:			
Ferrosulfat	0,30	rasch	gastrointestinale Symptome
Steak	130,00	langsam	keine
Parenteral:			
Eisendextran	30,00	rasch	Schmerz, Fieber, Gelenkschmerzen, anaphylaktischer Schock
Transfusion	240,00	sofort	Fieber, Hepatitis, Nierenversagen, Tod.

Therapiekontrolle. Eine subjektive Besserung von Beschwerden ist (bei zutreffender Diagnose) schon nach wenigen Tagen möglich. Die Retikulozytenzahlen des Blutes steigen nach 3–5 Tagen an, sie erreichen ein Maximum nach 7–12 Tagen. Ein Hämoglobinanstieg ist nicht vor 14 Tagen zu erwarten. Etwa nach 2 Monaten sollten die Blutwerte im allgemeinen normalisiert sein. Noch bis zu 12 Monate nach der Normalisierung der Blutwerte sollte die Eisenbehandlung fortgesetzt werden, um auch die Depots aufzufüllen. Geschieht das nicht, so ist mit Rückfällen zu rechnen. Bei gutartiger chronischer Blutungsursache, die nicht chirurgisch korrigiert werden soll oder kann, wie z. B. bei inoperablen Hiatushernien, bei Morbus Osler, Menorrhagie oder ständiger Hämolyse, kann die Eisenbehandlung lebenslänglich fortgesetzt werden. Bei ungenügendem Behandlungserfolg sind in jedem Fall die regelmäßige und korrekte Tabletteneinnahme, die Möglichkeit der Resorptionsbehinderung durch gleichzeitig eingenommene Antacida, die Diagnose, die angewandte Dosis und Verabreichungszeit und die Möglichkeit von Komplikationen (fortgesetzte unaufgedeckte Blutung, Neoplasma, Infektion, wie z. B. Pyelonephritis) oder von zusätzlichen Mangelzuständen (z. B. Vitamin B_{12}, Folsäure oder Thyroxin) zu überprüfen.

Warnung: Übermäßige parenterale Eisenzufuhr birgt die Gefahr der Hämosiderose. Bei Kindern kann die orale Einnahme von mehreren Tabletten mit Ferrosulfat zu schwerer akuter, unter Umständen tödlicher, Eisenvergiftung führen. Bei Einnahme von mehr als 3 Eisenpillen ist deshalb sofortige Einweisung auf eine Notfallstation zu veranlassen. Als Sofortmaßnahme kommt der Versuch zur Auslösung von Brechreiz und Trinkenlassen von Bicarbonatlösung in Betracht.

3.4 Perniziöse Anämie (Morbus Biermer-Addison)

3.4.1 Definition und Häufigkeit

Die perniziöse Anämie ist eine Vitaminmangelkrankheit, charakterisiert durch das Auftreten von abnorm großen, häufig oval geformten, hämoglobinreichen Erythrozyten, die Anzeichen von Unreife oder gestörter Zellteilung an sich tragen können (Megalozyten). Ihre mechanische Minderwertigkeit führt auch zur Hämolyse mit Entstehung von zahlreichen abnorm geformten und kleinen Erythrozytenfragmenten. Ihre Mutterzellen im Knochenmark sind vermehrt, sie sind in ähnlicher Weise verändert, ihre Kerne abnorm groß mit „unreifer" feinfädiger Struktur der Kernsubstanz (Promegaloblasten und Megaloblasten).

Die Anämie ist hyperchrom, denn nicht die Hämoglobinsynthese, sondern die Zellbildung ist geschädigt. Ähnliche Störungen kommen auf verschiedene Weise zustande. Die perniziöse Anämie ist die häufigste und praktisch wichtigste von ihnen. Nach ihrer Charakteristik tragen sie den gemeinsamen Namen der megaloblastischen Anämien. Das Wesen aller dieser Störungen besteht in einem defekten Aufbau der Kernsubstanz (Desoxyribonucleinsäure = DNS), bei reichlicher Bildung ihrer Vorstufe Ribonucleinsäure (RNS), von der die Eiweißsynthese im Zelleib abhängt. Es entstehen dadurch relativ wohlgenährte, aber in einzelnen Funktionen, besonders den Teilungsvorgängen, minderwertige, kurzlebige Zellen in zu geringer Zahl. Alle Körperzellen, die von diesen Vorgängen in ähnlicher Weise abhängen, sind von derselben Störung betroffen. Daraus erklären sich Verminderung und Formanomalien auch der übrigen Blutzellen und die Ausdehnung der Krankheit auch auf andere Organe, unter denen das Nervensystem am stärksten befallen ist. Da der Aufbau der DNS von mehreren Enzymen gesteuert wird, gibt es verschiedenartige Möglichkeiten für ein im Endergebnis ähnliches Fehlresultat. Am häufigsten ist das Fehlen der Enzyme Cyanocobalamin = Vitamin B_{12} und Folsäure, die sich in gewissem Umfang gegenseitig ersetzen können. Bei der perniziösen Anämie handelt es sich um den Mangel an Vitamin B_{12}, verursacht durch das Fehlen eines Eiweißkörpers, der normalerweise in der Magenschleimhaut gebildet wird. Sein Fehlen ist die Folge einer fortschreitenden Atrophie der Magenschleimhaut, deren eigentliche Ursache unbekannt ist. Ohne ihn kann das mit der Nahrung zuzuführende Vitamin B_{12}, das vom Körper selbst nicht hergestellt werden kann, nicht resorbiert werden. Die Häufung der Störung unter bestimmten Volksgruppen (Nordeuropa, Nordamerika) spricht für genetische Mängel. Ihr geht so gut wie immer ein vollständiges Versagen der Säuresekretion der Magenschleimhaut = Achylia gastrica voraus. Der menschliche Körper speichert etwa den tausendfachen Tagesbedarf des Vitamins. Ungenügende Zufuhr wirkt sich deshalb erst nach langer Zeit aus. Die Ursache des Mangels liegt auch bei den anderen Formen überwiegend im Körper selbst, da die übliche Nahrung mit Fleisch, Leber, Ei und Milchprodukten ausreichende Mengen an Vitamin B_{12} enthält.

Häufigkeit. Die Krankheit kommt bei Jugendlichen vor, sie betrifft aber ganz überwiegend die mittleren bis höheren Lebensalter. Alle megaloblastischen Formen zusammen machen etwa 4% der Anämien aus (L. Nowicki u. H. Martin, 1974).

3.4.2 Diagnose

Die Diagnose kann aus den Beschwerden und der Allgemeinuntersuchung vermutet, mit den Blutbefunden wahrscheinlich gemacht und durch die Untersuchung des Magensaftes und die Prüfung der Vitamin B_{12}-Resorption gesichert werden.

3.4.2.1 Beschwerden und körperlicher Zustand

Meistens handelt es sich um relativ wohlgenährte Menschen jenseits des 50. Lebensjahres, die über Magen- und Verdauungsbeschwerden und die bekannten Anämiesymptome klagen. Mehr als die Hälfte der Patienten leidet unter Zungenbrennen, hervorgerufen durch Schädigung der Schleimhautnerven. Die Zungenschleimhaut ist hochrot und glatt, die Haut trocken, höchstens blaß-gelblich; wer die vielbeschriebene „strohgelbe" Haut erwartet, wird meistens enttäuscht. Hautverfärbung, Subikterus der Skleren, goldgelbes Blutplasma (BKS!), leichte Vergrößerung von Leber und Milz und Urobilinurie sind Folgen der Hämolyse, des gesteigerten Zerfalls der Megalozyten.

3.4.2.2 Neurologische Erscheinungen

Neurologische Symptome können fehlen oder aber, zum Beispiel als Schwäche und Unsicherheit in den Beinen und Händen bzw. als symmetrische Parästhesien unterschiedlicher Qualität, recht verschiedenartig auftreten. Der neurologische Befund zeigt als Frühsymptom eine Störung des Vibrationsempfindens, nachgewiesen durch das Aufsetzen einer schwingenden Stimmgabel auf die zu prüfenden Regionen, vorzugsweise die Schienbeine. In schweren Fällen kommen spastische Lähmungen mit Blasen- und Mastdarmstörungen vor, häufiger aber nur Areflexie, Ataxie und Tonusverminderung mit positivem Babinski- und Oppenheim-Zeichen. Typisch ist die symmetrische, aber nicht systematisierte Ausbreitung. Die Ausfälle sind vor allem in den Seiten- und Hintersträngen des Rückenmarkes lokalisiert, das neurologische Bild wird deshalb als funikuläre Spinalerkrankung zusammengefaßt. Die Blutkörperchensenkungsgeschwindigkeit ist stärker beschleunigt als der Grad der Anämie erwarten ließe.

3.4.2.3 Blutbefunde

Unter den Blutbefunden ragt die hyperchrome Anämie hervor. Die Leukozyten und Plättchen sind meistens mäßig, aber klinisch noch unwirksam, vermindert. Das Blutausstrichbild ist charakterisiert durch sehr ungleiche Zellgröße und -form (Aniso- und Poikilozytose) mit kleinen, birn-, hantel- oder tropfenförmigen Erythrozytenfragmenten. Die Mehrzahl der Erythrozyten ist abnorm groß, häufig oval, farbstoffreich. Viele Zellen sind bläulich-rot gefärbt (Polychromasie) infolge von verzögerter Hämoglobinreifung. Das Zellplasma kann Kernreste enthalten, selten auch noch den Kern im ganzen. Die Granulozyten sind gleichfalls abnorm groß, die Kernteilungsstörung zeigt sich in Riesenkernen und Übersegmentierung. Auch bei den Plättchen findet sich beträchtliche Anisozytose. Die Anteile von Lymphozyten und Monozyten sind vermehrt.

3.4.2.4 Knochenmarksbefund

Im Knochenmark fallen große Mengen von Promegaloblasten und unreifen Megaloblasten auf. Die Vorstufen der Granulozyten und Plättchen sind vermindert, ebenso wie die reifen roten Blutzellen.

3.4.2.5 Biochemische Befunde

Im Blutserum finden sich die Zeichen einer mäßigen Hämolyse mit Vermehrung des indirekten Bilirubin auf 1,5–3 mg%. Entsprechend vermehrt ist die Ausscheidung der Bilirubinabbauprodukte (Sterkobilin) in Stuhl und Urin. Der Hämolyse entspricht ein erhöhter Serumeisenwert, ein erhöhter Wert der Lactatdehydrogenase (= LDH, eines Enzyms, das durch den Zerfall der Erythrozyten in größerer Menge ins Blut gelangt) und ein erniedrigter Wert des Haptoglobins, eines Eiweißkörpers, der das vermehrt anfallende Hämoglobin transportiert und sich dadurch verbraucht, im Blutserum. Die Lebensdauer der Erythrozyten ist herabgesetzt, nicht aber ihre Widerstandsfähigkeit gegenüber Elektrolytverschiebung (osmotische Resistenz).

3.4.2.6 Vitamin B_{12}-Resorptionsstörung

Sind diese Befunde auch insgesamt typisch für eine megaloblastische Anämie, so darf doch die Diagnose der perniziösen Anämie nicht ohne den Nachweis des für sie typischsten Merkmals gestellt werden: Der durch Zusatz von Intrinsic-Faktor aufhebbaren Resorptionsstörung von Vitamin B_{12} im Schilling-Test oder, ersatzweise, der Feststellung einer auch durch Histaminreiz nicht stimulierbaren Magensäuresekretion. Die neuerdings eingeführte direkte Bestimmung der Menge des Vitamin B_{12} im Blutserum beweist den aktuellen Mangel des Vitamins, der aber auch durch andere Ursachen, z.B. vermehrten Verbrauch, entstanden sein kann. Vitamin B_{12}-Normalwerte: 180–600 pg/mm^3 Serum. Die Diagnosestellung der perniziösen Anämie läßt sich somit folgendermaßen zusammenfassen:

> ▶ **Diagnostisches Vorgehen bei Verdacht auf perniziöse Anämie**
> 1. Feststellung typischer Beschwerden: Müdigkeit, Verdauungsbeschwerden, Zungenbrennen
> 2. Feststellung typischer Untersuchungsbefunde: Anämiezeichen, Subikterus, atrophische Glossitis, neurologische Zeichen
> 3. Feststellung hyperchromer, megaloblastischer Anämie durch Hämoglobinbestimmung, Hämatokrit und Blutausstrich
> 4. Feststellung des typischen Knochenmarksbefundes durch Sternalpunktion oder Myelotomie
> 5. Nachweis der histaminrefraktären Achylie und der durch Intrinsic-Faktor-Zufuhr aufzuhebenden Vitamin B_{12}-Resorptionsstörung, eventuell Vitamin B_{12}-Bestimmung im Serum
> 6. Biochemische Abklärung des Ausmaßes der begleitenden Hämolyse und einer eventuell begleitenden latenten Sideropenie
> 7. In Ermangelung von Untersuchungsmöglichkeiten 4.–6.: Eventuell Diagnose ex juvantibus durch Beobachtung der Heilwirkung von Vitamin B_{12}-Injektion
> 8. Röntgenkontrolle des Magens zum Ausschluß maligner Veränderungen

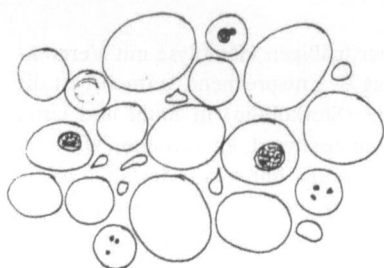
Megalozyten
Megaloblasten
Poikilozyten
Howell-Jolly-Körperchen
Cabot'sche Ringfigur

Abb. 8. Gefärbtes Blutausstrichpräparat bei perniziöser Anämie

3.4.2.7 Differentialdiagnose

Selektive Malabsorption von Vitamin B_{12}, B_{12}-Mangel nach totaler Gastrektomie (5–6 Jahre nach der Operation), nach partieller Gastrektomie (etwa 1% der Fälle mit manifester megaloblastischer Anämie, aber 14–60% mit erniedrigtem Vitamin B_{12}-Serumspiegel) oder bei Dünndarmstörung, z. B. nach Ileumresektion, regionaler Iliitis, tropischer Sprue. Vitamin B_{12}-Mangel nach Therapie mit Colchizin oder Paraaminosalizylsäure, bei Myxödem, bei Stagnation von Darminhalt in immobilisierten Dünndarmschlingen nach Operationen, bei Strikturen oder Divertikeln = Blind-loop-Syndrom mit abnormen Vitamin B_{12}-Verbrauch der Darmbakterien. Zu Mangelerscheinungen führender Vitamin B_{12}-Verbrauch kann noch auf Erkrankung an dem Fischbandwurm Diphyllobothrium latum, an Myelom und an Hämoblastosen beruhen.

Megaloblastische Anämie entsteht auch durch Mangel an Folsäure bei Mangelernährung, gestörter Resorption, vermehrtem Verbrauch oder blockierter Aktivierung. Folsäuremangel tritt wegen der geringen Körperreserve rascher in Erscheinung. Einseitige Ernährung, Alkoholismus, Leberschäden, Malabsorption, Nebenwirkungen von Drogen (z. B. Antikonvulsiva) sowie erhöhter Verbrauch in der Schwangerschaft durch Hämolyse und Tumoren führen besonders häufig zu Folsäuremangel mit megaloblastischer Anämie. Dieselbe Anämieform entsteht selten auch durch angeborene DNS-Synthesestörungen, die weder auf Vitamin B_{12} noch auf Folsäurebehandlung ansprechen. Ein experimentelles Beispiel dafür erzeugt die „Antimetabolite" genannte Medikamentengruppe, die wegen der Hemmwirkung auf die Purinsynthese zur Bekämpfung von Hämoblastosen eingesetzt wird.

Die wichtige Unterscheidung zwischen megaloblastischer Anämie durch Vitamin B_{12}- oder durch Folsäuremangel kann sich nicht auf die hämatologischen Befunde stützen, sondern nur auf den direkten Nachweis des Mangels an der einen oder anderen Substanz, und, gegebenenfalls, auf die funikuläre Spinalerkrankung, die für die perniziöse Anämie typisch ist. Ihre Differentialdiagnose erstreckt sich vor allem auf die diabetische, toxische, alkoholische oder medikamentöse Polyneuropathie, die Tabes dorsalis, auf spinale Tumoren und die arteriosklerotische cerebrale Degeneration.

> *Die Diagnose der hyperchromen, megalozytären Anämie ist eine Aufgabe der Praxis — die Aufklärung ihrer Ursachen wird im allgemeinen der Fachpraxis oder der hämatologischen Spezialabteilung überlassen bleiben.*

3.4.3 Krankheitsbild

Das voll ausgeprägte Krankheitsbild der perniziösen Anämie wird nur noch selten beobachtet, nachdem Vitamin B_{12}, auch in Kombination mit folsäurehaltigen Multivitaminpräparaten, immer häufiger zur versuchsweisen und unkritischen Anämiebehandlung eingesetzt wird. Wahrscheinlich sind auch die neurologischen Komplikationen der perniziösen Anämie seltener geworden, nachdem nahezu jeder Kranke mit neuralgischen oder neuritischen Beschwerden, wenn auch in unregelmäßigen Abständen, die Chance hat, große Dosen des Vitamins zu erhalten. Es ist offensichtlich, daß damit, wenn nicht das Streben nach ursächlicher Aufklärung der Anämien überhaupt vermindert, jedenfalls aber die angemessene Berücksichtigung ihrer verschiedenartigen Folgen erschwert wird.

Die unbehandelte perniziöse Anämie beginnt gewöhnlich zwischen dem 40. und 80. Lebensjahr mit unbestimmter Müdigkeit und uncharakteristischen Magenbeschwerden. Die neurologischen Erscheinungen können vorausgehen, sie werden, vor allem bei alten Menschen, leicht mit anderen neurologischen Leiden, wie Tabes, Zustand nach zerebralen Insulten oder Polyneuropathien, verwechselt. Mitunter steht das neurologische Leiden, das bis zur Invalidität führen kann, ganz im Vordergrund. Je fortgeschrittener das Alter, desto weniger heben sich andere organabhängige Störungen von dem allgemein gesenkten Leistungsniveau ab. Das gilt vor allem für die Anämie, deren hyperchromer Charakter und langsame Entstehung auch erstaunlich niedrige Erythrozytenzahlen ertragen lassen. Einer unserer Patienten war mit Erythrozytenwerten unter 1 Million noch in der Lage, in seinem Friseurgeschäft zu arbeiten. Nur hatte er es sich angewöhnt, wegen des vor allem ihn störenden Kältegefühls auch im Hochsommer noch zu heizen.

Komplikationen. Die Folgen der fortschreitenden perniziösen Anämie gleichen großenteils denen der anderen Mangelanämien. Hervorzuheben ist die größere Gefährdung durch zerebrale oder koronare Gefäßinsuffizienz. Die sekundäre Herzinsuffizienz durch Myodegeneration erfordert rechtzeitige Beachtung, ebenso wie das häufiger beobachtete gemeinsame Auftreten mit Diabetes mellitus und Immunthyreoiditis. Thrombotische Komplikationen sind dagegen infolge der mäßigen Thrombopenie eher selten. Kombinationen mit anderen Blutkrankheiten kommen vor. Eine typische Komplikation der Therapie ist das Auftreten von Eisenmangel nach Normalisierung der megaloblastischen Erythrozytopoese.

Prognose. Im ganzen hat die Therapie dies früher so gefürchtete, perniziös-tödliche Krankheitsbild in ein Leiden verwandelt, das wegen seiner guten und leichten Beeinflußbarkeit nun manchmal nicht mehr ernst genug genommen wird. So kommt es, daß viele dieser Kranken immer wieder Rückfällen ausgesetzt sind, die ihre Leistungsfähigkeit herabsetzen und die Anfälligkeit gegen andere Leiden oder die schwerer beeinflußbaren neurologischen Komplikationen vermehren. Solche Rückfälle sind bei regelmäßiger Behandlung ganz und gar zu vermeiden. Nicht zu vermeiden ist dagegen das Risiko einer Erkrankung an Magenkarzinom, das um etwa 8% höher liegt als bei dem Bevölkerungsdurchschnitt. Die Röntgenuntersuchung des Magens gehört deshalb zur Erstuntersuchung jedes Perniziosakranken.

Im Verlauf der Krankheit sollte bei jeder Konsultation sorgfältig auf Magenbeschwerden geachtet und die BKS sowie die Benzidinreaktion mit dem Stuhl geprüft werden.

3.4.4 Therapie

3.4.4.1 Behandlung der Vitamin B_{12}-Mangelanämie

Die perniziöse Anämie wird zweckmäßig ausschließlich mit Vitamin B_{12} = Cyanocobalamin behandelt, das intramuskulär zu verabreichen ist. Die Dosis muß den Tagesbedarf von 2–5 µg und die Notwendigkeit der Wiederauffüllung der Körperdepots berücksichtigen, die insgesamt 2–5 mg des Vitamins enthalten sollen. Hierzu genügt eine Initialbehandlung nach folgendem Schema (nach W. S. Beck, Vitamin B_{12} deficiency, in: W. J. Williams c.s. Hematology, McGraw Hill Book Comp., New York, 1972):
14 Tage lang täglich 100 µg i. m., nachfolgend dieselbe Dosis 2× wöchentlich für 4 Wochen, mindestens jedoch bis zur Normalisierung des Hämatokrit. Danach jeden Monat 1× 100 µg für Lebenszeit.
Der Therapieerfolg kann frühzeitig am Anstieg der Retikulozyten erkannt werden, die 5–7 Tage nach Behandlungsbeginn ihr Maximum erreichen. Nach Kompensation der Erythrozytopenie sind Erscheinungen von Eisenmangel gegebenenfalls durch orale Eisengaben (s. Seite 46) zu behandeln.

Cave: Keine Therapie vor morphologischer Blut- und Knochenmarksdiagnostik. Eine einzige Injektion von Vitamin B_{12} kann die typischen Zellveränderungen innerhalb von 2 Tagen beseitigen!

3.4.4.2 Behandlung der funikulären Spinalerkrankung

Wenn diese Komplikation vorliegt, müssen höhere Vitamin B_{12}-Dosen eingesetzt werden. Empfohlen werden tägliche Mengen von 1000 µg für die Dauer von 10 Tagen, dann 2× wöchentlich je 1000 µg für 4 Wochen, danach 200 µg alle 2 Wochen nach Maßgabe der Besserung. Restsymptome können physikalische Therapie und orthopädische Maßnahmen erfordern.

> *Cave: Keine Verwendung von Folsäure ohne gleichzeitige Gabe von Vitamin B_{12}, da Folsäure zwar die megaloblastische Anämie bessern, gleichzeitig aber die neurologischen Schäden verschlimmern kann. Möglicherweise entzieht die Erythrozytopoese unter Folsäurewirkung den Nervenzellen das Vitamin B_{12}. Möglichst keine Anwendung von Vitamin B_{12} oder Folsäure, bevor nicht ein Mangel an dem einen oder anderen Wirkstoff einwandfrei nachgewiesen ist.*

3.4.4.3 Behandlung der Achylia gastrica

Dauersubstitution mit Säure- und Fermentpräparaten trägt zumindest zum Wohlbefinden und zur Stuhlregulierung bei.

3.4.4.4 Notfalltherapie

> *Lebensbedrohende Formen der perniziösen Anämie können mit einer einzigen Transfusion von 500 ml Vollblut dramatisch gebessert werden.*

Die perniziöse Anämie hat sich durch die Aufklärung ihrer Entstehung und durch synthetische Herstellung des Vitamin B_{12} von einer tödlichen Krankheit in einen voll ausgleichbaren Enzymdefekt gewandelt, der das Leben und die Leistungsfähigkeit lediglich durch die Notwendigkeit einer 4-wöchentlichen Injektion beeinträchtigt. Diese regelmäßige Konsultation empfiehlt sich auch aus den prophylaktischen Gründen, die oben dargestellt sind.

3.5 Hämolytische Anämien

3.5.1 Definition und Häufigkeit

Hämolytische Anämien entstehen durch jede abnorme Auflösung von roten Blutkörperchen innerhalb des Körpers, die die normale erythrozytopoetische Regenerationsleistung des Knochenmarkes übertrifft. Auch wenn die pathologische Hämolyse dieses Ausmaß nicht annimmt, ist sie von dem normalen Abbau der gealterten Blutzellen grundsätzlich verschieden. Hämolyse als

Krankheitssymptom wird von dem Krankheitsbild der hämolytischen Anämie meistens nicht ausdrücklich unterschieden. Denn beide gehen ineinander über. Für die Diagnose und Behandlung ist die Art der abnormen Hämolyse oft wichtiger als ihr Ausmaß.
Der Begriff der Hämolyse bezieht sich streng genommen auf die Auflösung aller Blutelemente. Üblicherweise wird Hämolyse jedoch mit Erythrozytolyse gleichgesetzt, wenn diese die Hauptrolle spielt. Die krankhafte Zerstörung anderer Blutzellen, die die Erythrozytolyse begleiten, aber ebenso wie diese auch selbständig vorkommen kann, trägt andere Bezeichnungen.
Die Ursachen der Hämolyse sind so verschieden, daß sie auch aus praktischen Gründen möglichst genau unterschieden werden müssen. Sie können in einer mangelhaften Ausrüstung der Blutzellen bestehen oder in den Einflüssen, denen sie während ihrer Wanderung im Körper ausgesetzt sind. Die mangelhafte Ausrüstung macht die einzelnen Zellen leichter zerstörbar oder kurzlebiger. Vor allem vererbte Defekte im genetischen Material der Zellen sind davon die Ursache: *angeborene hämolytische Anämien.*
Hämolyseerzeugende Einflüsse dagegen können sowohl von außen als auch aus dem Körper selbst stammen: *exogene und endogene hämolytische Anämien.* Die Unterscheidung unter diesen Gesichtspunkten hat praktische Bedeutung. Die Feststellung der angeborenen Hämolyse vor allem für die Prognose, Berufswahl und Familienplanung, die der exogenen Hämolyse für die rechtzeitige Erkennung und Beseitigung ihrer Ursachen und der endogenen Hämolyse wegen ihrer besonderen Konsequenzen im Rahmen der zugrunde liegenden Störung.
Bei der Kompliziertheit des Baus und der Funktion der roten Blutkörperchen ist es nicht verwunderlich, daß die Hämolyse mehrere Angriffspunkte findet, die sich vereinfachend entweder auf die umhüllende Erythrozytenmembran oder auf ihre innere Ausstattung, besonders das Hämoglobin und ihre Enzymsysteme, beziehen lassen. Da alle diese Einrichtungen in enger Abhängigkeit voneinander funktionieren, ist die Unterscheidung von Ursachen und Wirkungen dabei schwierig. Einige für die praktische Unterscheidung der hämolytischen Störungen wichtige Untersuchungen sind auf diesen Erkenntnissen aufgebaut. Vorerst aber ist der Raum, den sie in der wissenschaftlichen Diskussion einnehmen, noch größer als ihre aktuelle klinische Bedeutung.

Häufigkeit. Krankhafte Hämolyse ist häufig und wegen ihrer Konsequenzen für die individuelle Diagnose, Prognose und Therapie praktisch wichtig. Weit seltener sind dagegen die voll ausgeprägten Zustände der hämolytischen Anämien. Sie machen aber immerhin 27% aller Anämien aus (L. Nowicki u. H. Martin, 1974).

3.5.2 Diagnose
3.5.2.1 Spezifische Hämolysezeichen
Das Kardinalsymptom der Hämolyse ist die
Verkürzung der Erythrozytenlebensdauer. Sie wird mit Hilfe der Markierung der Erythrozyten mit dem radioaktiven Isotop des Chrom in Form einer relativen Halbwertszeit bestimmt. Normalwert: 25 Tage. Eine Verkürzung der Erythrozytenlebensdauer auf mindestens die Hälfte belastet die mit der Beseitigung und Wiederaufbereitung der Blutabbauprodukte befaßten Zellen und Gewebe so stark, daß dadurch meßbare Veränderungen verschiedener biologischer Konstanten hervorgerufen werden. Unter ihnen finden sich weitere spezifische Hämolysezeichen:

Indirekte Hyperbilirubinämie. Aus dem oxydativen Abbau des freigewordenen Hämoglobin entsteht über Zwischenprodukte Bilirubin, das in der Leber mit Glukuronsäure verestert und dadurch wasserlöslich gemacht wird. Dieser Bilirubinanteil wird als sog. „direktes Bilirubin" nachgewiesen, er wird bei der Hämolyse auf normale Weise, jedoch in größerer Menge, mit der Galle über den Stuhl ausgeschieden. Im Serum ist daher nur der noch unveresterte, unlösliche „indirekte" Bilirubinanteil vermehrt.

Vermehrte Sterkobilinausscheidung. Die bilirubinreiche Galle wird im Darm weiter oxydiert zu Sterkobilinogen, das mit dem Stuhl, der dadurch abnorm dunkel gefärbt wird, vermehrt abgeht. Ein geringer Teil des Sterkobilinogen gelangt aus dem Darm in das Blut und von dort in den Urin: Sterkobilinogenurie, in vitro oxydiert zu rötlichem Sterkobilin. Es bewirkt die rotbraune Urinfarbe mit positiver Urobilinogenreaktion, deren Reaktionsprodukt im Gegensatz zu dem ähnlich gefärbten Uroporphyrin in Chloroform löslich ist.

Verminderung des Serumhaptoglobin. Hämoglobinvermehrung im Blut hat den vermehrten Verbrauch eines Eiweißkörpers, Haptoglobin, zur Folge, dessen Aufgabe es ist, das freie Hämoglobin zu binden, zur Leber zu transportieren und die nierenschädigende Ausscheidung des Hämoglobin mit dem Urin zu verhindern. Haptoglobinnachweis durch analytische Elektrophorese, Normalwert: 30–190 mg%. Ein 0-Wert des Haptoglobin spricht für eine Verminderung der Erythrozytenlebensdauer unter 14 Tage, sofern keine Infektionskrankheit vorliegt.

Hämoglobinämie und Hämoglobinurie. Überschreitet die Menge des freigesetzten Hämoglobin die Bindungsfähigkeit des Haptoglobin, so wird es im Blut (spektrographisch) und im Urin (spektrographisch oder durch Berliner Blaureaktion) nachweisbar. Die Hämoglobinurie kann zu Verstopfung der Harnkanälchen und zur Anurie führen.

3.5.2.2 Nicht streng spezifische Hämolysezeichen
Gelbfärbung von Haut und Schleimhäuten ohne Juckreiz, durch Hyperbilirubinämie ohne gleichzeitige Vermehrung der Gallensäuren, die bei hepatischem Ikterus das Jucken hervorruft.

Erhöhung des Serumeisenspiegels in mäßigem Grade, vorausgesetzt, daß nicht gleichzeitig ein Eisenmangel herrscht; denn der Eiseneinbau hält mit der Eisenfreisetzung aus dem Hämoglobinabbau nicht Schritt.

Erhöhung der Lactatdehydrogenase (LDH) im Serum, denn die zerfallenden roten Blutkörperchen setzen dieses Ferment in besonders großen Mengen frei.

Milz- und Lebervergrößerung. Die Aktivität beider Organe kann durch gesteigerten Blutabbau so in Anspruch genommen werden, daß eine mäßige, glatte, zunächst nicht harte Vergrößerung durch Palpation feststellbar wird.

3.5.2.3 Zeichen der Blutzellregeneration

Diesen von der Hämolyse direkt abhängigen Zeichen stehen weitere Symptome gegenüber, die als Anzeichen der von der Hämolyse ausgelösten gesteigerten Blutzellneubildung gelten können:

Retikulozytose, die Ausschwemmung jugendlicher Erythrozyten, die noch Reste von Mitochondrien (substantia granulofilamentosa) enthalten, aus dem Knochenmark in das Blut. Dies geschieht bei jedem stärkeren Reizzustand der Erythropoese. Die Bestimmung der Retikulozytenzahl ist daher ein unspezifischer, aber sehr empfindlicher Gradmesser für die blutzellbildende Knochenmarksaktivität. Normalwert 10‰. Anhaltende Erhöhungen der Retikulozytenzahlen über 30‰ kommen praktisch nur bei hämolytischen Störungen vor. Umgekehrt aber kann Hämolyse nicht durch das Fehlen von Retikulozytenvermehrung ausgeschlossen werden, denn, seltener, ist auch die Erythrozytopoese im Knochenmark geschädigt.

Erythroblastische Hyperplasie des Knochenmarkes mit und ohne extramedulläre Hämatopoese. Durch Sternalpunktion oder histologische Untersuchung wird erkennbar, daß die zellbildende Aktivität des Knochenmarkes ganz überwiegend der Erythrozytopoese gilt. Charakteristisch ist die Vermehrung unreifer, normo- bis mikroblastischer Formen in normaler Lokalisation mit zahlreichen Mitosen und erhaltener Ausreifung. Der Eisenvorrat des Markretikulum ist häufiger vermindert, da der Eisenumsatz beschleunigt ist. Bei chronischen und schweren Hämolysen kann die erythroblastische Markumwandlung die normalerweise inaktiven Markräume der Röhrenknochen einbeziehen, ja zu einem charakteristischen Knochenumbau führen. Dieser erreicht als „hämatische Osteodysplasie" (Gänsslen) mit den Röntgenbefunden des sog. „Bürstenschädels" oder der trichterförmigen Deformation der Röhrenknochen bei angeborenen Störungen am wachsenden Skelett die stärkste Ausprägung. In solchen Fällen nehmen auch Milz und Leber wieder an der Blutbildung – und nicht nur am Blutabbau – teil. Diese Erscheinung der sog. „extramedullär kompensatorischen Erythrozytopoese" wird durch die entsprechenden Organvergrößerungen und durch Messung der Aktivität von radioaktiv markiertem Eisen über diesen Organen nachweisbar. Ein Verdachtszeichen ist die Ausschwemmung von kernhaltigen roten Blutkörperchen, die man im Blutausstrich findet.

3.5.2.4 Zusammenfassung der Hämolysediagnostik

Aus diesen Feststellungen ergibt sich, daß die Verkürzung der normalen Lebensdauer der roten Blutkörperchen das einzige sichere Zeichen eines abnorm gesteigerten Blutkörperchenabbaus darstellt. Alle übrigen Hämolysezeichen können wegen ihrer Geringfügigkeit dem Nachweis entgehen oder durch Kompensation unterdrückt werden. Das empfindlichste Symptom für die Freisetzung von Hämoglobin in das Blut ist die Haptoglobinverminderung, das empfindlichste Symptom für die sekundäre Knochenmarkaktivierung ist die Retikulozytenzahl. Eine genaue Schwelle für das Manifestwerden von Hämolysezeichen läßt sich nicht angeben. Bei Subikterus und deutlich vermehrter Sterkobilinogenausscheidung ist bereits mit einer Halbierung der normalen Erythrozytenlebenszeit zu rechnen.

3.5.2.4.1 Spezielle Diagnostik der angeborenen hämolytischen Anämien

Die relativ häufigsten und wegen der Folgen klinisch wichtigsten sind:

die *Kugelzellenanämie* (Mikrosphärozytose, konstitutioneller hämolytischer Ikterus)

die *Mittelmeeranämie* (Thalassämia major oder Cooley-Anämie bzw. Thalassaemia minor)

die *Sichelzellanämie* (Drepanozytose).

Alle schwereren, angeborenen hämolytischen Anämien zeichnen sich aus durch eine entsprechende Familienanamnese, durch das schon im Kindesalter festzustellende Auftreten der Störung, durch eine anämiebedingte Wachstumsstörung, durch klinische und röntgenologische Zeichen der hämatischen Osteodysplasie (Bürstenschädel, vortretende Jochbögen, Verbiegung der Extremitäten mit Vergrößerung der Markräume, Verschmälerung der Knochenrindenschicht), durch − bisweilen enorme − Vergrößerung von Leber und Milz und durch die vorerwähnten Hämolysezeichen, auf die nachfolgend im einzelnen nicht mehr eingegangen wird. *Die Verdachtsdiagnose ist deshalb einfach zu stellen.* Sie ist durch fachärztliche oder klinische Untersuchungen möglichst in jedem Fall zu sichern.

Die **Kugelzellenanämie** ist ein autosomales, in der Regel dominantes Erbleiden, beide Geschlechter betreffend, mit einem Erythrozytendefekt, der zu vermehrter Erythrozytenzerstörung vor allem in der Milz führt. Typische

Fälle sind durch weitere Fehlbildungen charakterisiert, wie Turmschädel, hoher Gaumen, Fehlstellung der Zähne, Sattelnase und „Mongolenfalte".
Blutbefunde. Normochrome hämolytische Anämie; im Ausstrich erscheinen die roten Blutkörperchen vorwiegend als kleine und wegen ihrer Kugelform gleichmäßig und stark angefärbte „Kugelzellen", daneben finden sich nicht selten kernhaltige Erythrozyten. Die Leukozyten und Plättchen sind meistens etwas vermehrt. Die osmotische und mechanische Resistenz der Erythrozyten ist vermindert (Test mit NaCl-Lösung bzw. Schüttelprobe). Die Blutkörperchensenkung ist erheblich beschleunigt, die Vermehrung der Retikulozyten führt zur „Schleiersenkung".

Die Diagnose wird gestellt durch die typische Mikrosphärozytose im Blutausstrich in Verbindung mit den beschriebenen Befunden.

Die *Mittelmeeranämie* umfaßt autosomale, in der Regel dominante, Erbleiden, beide Geschlechter und vor allem die Mittelmeerbevölkerung betreffend, mit verschiedenartigen Defekten der Hämoglobinbildung, die mit mehr oder weniger schwerer hämolytischer Anämie verbunden sind. Die Defekte sind klassifizierbar nach ihrer Lokalisation in den verschiedenen Polypeptidketten des Hämoglobinmoleküls, die griechische Buchstaben tragen, in alpha-, beta-, delta- und beta+delta-Formen.

Die sog. Thalassaemia major umfaßt die schwersten homozygoten Fälle mit beta-Kettendefekt, die gewöhnlich das Kindesalter nicht überleben. Die Talassaemia minor ist die heterozygote Form desselben Gen-Defekts mit milderem Verlauf. Beide sind gekennzeichnet durch Verminderung des normalen Erwachsenen-Hämoglobin A_1 und abnorme Vermehrung der weniger stabilen, aber normalen Hämoglobinarten A_2 oder F. (Normalwerte für Erwachsene: Hb A_1: ca. 98%, Hb A_2: ca. 2%, Hb F: Spur.) Seltenere Formen zeigen Kombinationen mit pathologischen Hämoglobinen. In den typischen Fällen finden sich schwere hämatische Osteodysplasie, Entwicklungsstörungen, große Milz- und Lebertumoren, unter Umständen auch psychische Veränderungen, Enzephalopathien und Myelopathien.

Blutbefunde. Hypochrome, seltener normochrome, mikrozytäre hämolytische Anämie mit besonders stark mißgebildeten Erythrozyten: Target-Zellen, Fragmentozyten, Schizozyten, Polychromasie, basophile Tüpfelung, viele kernhaltige Erythrozyten. Die Leukozyten und Plättchen sind vermehrt, terminal vermindert. Die mechanische Erythrozytenresistenz ist vermindert, die osmotische Resistenz dagegen erhöht.

Vermehrtes HbF kann durch eine einfache Färbemethode im Blutausstrich nach Betke und Kleihauer nachgewiesen werden.

Das diagnostische Charakteristikum ist der, Speziallaboratorien vorbehaltene, Nachweis der Hämoglobinanomalie.

Die *Sichelzellanämie* ist ein autosomales rezessives Erbleiden, das fast ausschließlich bei der afrikanischen und amerikanischen Negerbevölkerung vorkommt. Der Defekt besteht in der Bildung eines abartigen Hämoglobins (eine einzige von insgesamt 146 Aminosäuren des normalen Hämoglobins ist gegen eine andere vertauscht), das bei Sauerstoffmangel leicht auskristallisiert. Dadurch werden die Erythrozyten zu sichelförmigen Gebilden verformt und nachfolgend zerstört. Diese sperrigen Erythrozyten verstopfen die Kapillaren und rufen auf diese Weise krisenhaft die typischen Krankheitserscheinungen hervor. Trotz der relativen Seltenheit der Krankheit in Mitteleuropa muß sie erwähnt werden, denn anscheinend geringfügige Anlässe, die mit Hypoxie einhergehen, wie z. B. Flugreisen, Unterkühlung, Bewußtseinsverlust oder Narkose können zu lebensbedrohlichen Komplikationen führen. Nicht selten führen auch die abdominellen Symptome einer Sichelzellkrise zu Bauchoperationen unter der Fehldiagnose des akuten Abdomen.

Die körperliche Entwicklung kann verzögert sein, ulcera curis sind schon vom 13. Lebensjahr häufig und typisch. Anämie, Milz- und Lebervergrößerung sind oft weniger bedeutend als ein erheblich reduzierter Ernährungs- und Kräftezustand.

Blutbefund. Normochrome, hämolytische Anämie.

Diagnostischer Nachweis. Sichelzelltest mit einem Tropfen Kapillarblut, vermischt mit einem Tropfen von Natrium-Metabisulfid 2% auf Objektträger, mit Deckglas abgedeckt, Überschuß abgetupft, nach 30 Minuten mikroskopiert: Bildung typischer Sichelzellen. Oder Nachweis durch Hämoglobinelektrophorese.

Differentialdiagnose der angeborenen hämolytischen Anämien. Andere Hämoglobinopathien, erythropoetische Porphyrie, Akanthozytosis, Elliptozytose, angeborene Defekte der Erythrozytenfermente = enzymopathische hämolytische Anämien.

3.5.2.4.2 Spezielle Diagnostik der erworbenen endogenen hämolytischen Anämien

Die Hämolyse entsteht durch das Auftreten von Antikörpern im Serum der Kranken, die speziell gegen die körpereigenen Erythrozyten gerichtet sind = serogene hämolytische Anämie. Diese Antikörperbildung kann sowohl durch Krankheiten der mit der Entstehung der Immunglobuline befaßten Organe, Lymphknoten, Milz, Knochenmark und Leber, als auch durch Medikamente angeregt werden. In den meisten Fällen ist die Ursache nicht nachweisbar. Die wichtigste Rolle spielen die inkompletten Wärmeagglutinine, die die Erythrozytenmembran besetzen, aber nicht unmittelbar zerstören. Doch sind die so veränderten Erythrozyten rascher dem Abbau und der Phagozytose unterworfen. Die Krankheit tritt besonders im mittleren Lebensalter entweder schleichend oder mit den Erscheinungen einer akuten Infektionskrankheit auf. Hinweise geben der hämolytische Ikterus und eine meist geringfügige Milzvergrößerung. Zur Ätiologie der sekundären Formen s. Seite 24, 25.

Blutbefunde. Normochrome, makrozytäre bis mikrozytäre Anämie mit starker Anisozytose, Polychromasie und kernhaltigen Erythrozyten. Starke Vermehrung der Retikulozyten. Krisenhafte Leukozytenanstiege bis zu leukämieartigen Bildern, meistens aber Leukopenie und Thrombozytopenie. Mechanische und osmotische Erythrozytenresistenz uncharakteristisch. Blutkörperchensenkung stark bis maximal beschleunigt, auffallend geringer Abstand zwischen dem Ein- und Zweistundenwert.

Knochenmark. Erythropoesesteigerung mit Vermehrung von Entzündungszellen und Erythrophagozytose in Histiozyten.

Charakteristisch: Positiver Antiglobulintest (Coombs-Test).

Aus der Vorgeschichte, der körperlichen Untersuchung und den elementaren Blutbefunden kann häufig eine Verdachtsdiagnose gestellt werden. *Die nähere Analyse ist Sache der Fachpraxis oder Spezialabteilung.*

Differentialdiagnose. Hämolytische Anämie durch Kälteagglutinine, häufiger im Anschluß an Virusinfekte. Dabei kann die Abhängigkeit der Hämolyse von Kälteeinwirkungen, eventuell die abnorme Verklumpung der Erythrozyten beim Aufziehen oder Ausstreichen von Kapillarblut Hinweise geben. Nachweis durch in vitro-Test in Speziallabor.

Marchiafava-Anämie: Bei auffallenden Unterschieden der Urobilinogenreaktion zwischen Tag- und Nachturin muß an dieses seltene, noch nicht vollständig aufgeklärte Bild gedacht werden, das mit relativ einfachen Testmethoden nachgewiesen werden kann.

Hämolytische Anämien durch medikamentöse Antikörper bzw. durch disseminierte intravaskuläre Gerinnung, s. Seite 24, 27–31.

3.5.2.4.3 Spezielle Diagnostik der exogenen hämolytischen Anämien

Als exogene hämolytische Anämien können mechanisch, serologisch und toxisch ausgelöste Formen zusammengefaßt werden. Diese Gruppe ist im allgemeinen zu wenig bekannt. Ihre klinischen Erscheinungen unterscheiden sich nicht wesentlich von den übrigen Gruppen, allerdings spielen Leber- und Milzvergrößerung meistens die geringere Rolle. Die Diagnose wird oft durch den offensichtlichen Zusammenhang mit ärztlichen Maßnahmen, beruflicher Exposition, Medikamenteneinnahme, artefiziellen Abortus oder suizidaler Intoxikation erleichtert. Der Sonderfall der Isoantikörperreaktion durch Bluttransfusion wurde früher erwähnt (s. Seite 24).

Blutbefunde. Normochrome, hämolytische Anämie mit Anisozytose und Polychromasie, eventuell Nachweis von Heinz-Innenkörpern, eventuell Nachweis von Methämoglobin spektrographisch oder färberisch, relativ niedrige Retikulozytenzahlen

Die wichtigsten chemischen, hämolysierenden Blutgifte	
Anilin Nitrobenzole Erythroltetranitrat Azetanilid Para-Amidophenol Anästhesin Phenylhydrazin und Derivate Sulfonamide	= toxisch-hämolytische Anämien mit Methämoglobinbildung und Innenkörperbildung
Nitritverbindungen Chlorate Sulfite	= toxisch-hämolytische Anämien mit Methämoglobinbildung ohne Innenkörper
Arsenwasserstoff Schwefelwasserstoff Trichloräthylen Chlor- und gallensaure Salze Atebrin Conteben Phenazetin Phenol Lysol Pyrogallol Kresol Saponine Morchelgift Knollenblätterpilzgift Schlangengifte Seifenlösungen	= toxisch-hämolytische Anämien mit verschiedenartigem Schädigungsmechanismus

Heinz-Körper-Test. Die Bildung sog. Heinz-Innenkörper, nachweisbar in Ausstrichpräparaten mit spezieller Färbetechnik, am besten nach Exposition der Ausstriche gegen Azetylphenylhydrazin im Test nach Beutler, hängt mit der Oxydation des Hämoglobin zu Methämoglobin zusammen. Diese erfolgt unter Toxinwirkung entweder direkt oder durch Schädigung der Zellenzyme, die normalerweise das ständig entstehende Methämoglobin = Hämiglobin wieder reduzieren. Bei der familiären Methämoglobinämie ist dieser Vorgang genetisch gestört. Der Heinz-Körper-Test ist eine einfache und zuverlässige Gruppenreaktion auf methämoglobinbildende, hämolysierende Intoxikation.

Methämoglobinnachweis. Nicht immer ist die Methämoglobinbildung mit der Entstehung von Heinz-Körpern verbunden. Das Methämoglobin kann für sich exakt spektrographisch nachgewiesen werden. Eine einfache, auch für die Praxis geeignete Methode ist seine färberische Darstellung innerhalb der Erythrozyten im Blutausstrich nach Kleihauer und Betke.

Eventuell Giftnachweis in der Nahrung, im Serum, im Stuhl und Urin.

> *Cave:* Säuglinge sind wegen der noch wenig leistungsfähigen Redoxsysteme ihrer Erythrozyten besonders anfällig gegen methämoglobinbildende Gifte; tödliche Zwischenfälle nach Verwendung von nitrithaltigem Wasser zur Herstellung der Nahrung, nach Genuß von abgestandenem Spinat und nach Resorption von Windelstempelfarbe durch die Haut kommen vor.

Sonderfälle von exogener Hämolyse

Chronische Bleivergiftung. Typische Hämolysezeichen. Bleisaum am Zahnfleisch, Darmkoliken, Nierenschädigung, Radialislähmung.
Blutbefunde: Normochrome, hämolytische Anämie mit Kernresten in den Erythrozyten und mit starker basophiler Tüpfelung, erkennbar in den Erythrozyten im gefärbten Ausstrichpräparat.
Charakteristisch: Nachweis von vermehrter Ausscheidung von delta-Aminolävulinsäure sowie von Koproporphyrin III in Stuhl und Urin.
Spezifischer Nachweis: Bleibestimmung im Urin oder Serum (nur in Speziallaboratorien).
Infektiös-toxische Hämolyse bei Infektion mit Chlostridium welchii
Parasitäre Hämolyse bei Malaria und Kala-Azar
Mechanische Hämolyse bei Trägern von Herzklappenprothesen oder nach Langstreckenlauf bzw. langen Märschen durch Traumatisierung der Erythrozyten in den Kapillaren der Fußsohlen.
Toxische Hämolyse aufgrund von erblichen Erythrozytenfermentdefekten. Der wichtigste solche Defekt ist der vor allem im Mittelmeergebiet ausgebreitete angeborene Mangel an Glukose-6-Phosphatdehydrogenase, der für sich allein keine Krankheitserscheinungen auslöst. Er ist für nicht wenige „Unverträglichkeitserscheinungen" mit hämolytischen Erscheinungen verantwortlich.
Die wichtigsten Stoffe, die solche auslösen können, sind:
Antimalariamittel
Antipyretika und Analgetika
Sulfonamide
Nitrofurane
Sulfone
verschiedene Medikamente, z. B. PAS, Chloramphenicol, Neosalvarsan, Probenecid, Vitamin K, Chinidin und viele andere Chemikalien mehr
Vegetabilien, wie Fava-Bohnen, grüne und gekochte einheimische Bohnen, möglicherweise auch Johannisbeeren und Stachelbeeren.

Nachweis. Der G6PD-Mangel läßt sich mit einer einfachen Ausstrichfärbemethode und mit gleichfalls einfachen spezifischen Testverfahren nachweisen. Im Verdachtsfall der Hämolyse empfiehlt sich das folgende diagnostische Vorgehen:

▶ **Diagnostisches Vorgehen bei Verdacht auf hämolytische Störung**
1. Erkundung von Hämolyseursachen
2. Typische Beschwerden: Schüttelfrost, Schmerzen in der Lendengegend
3. Typische Untersuchungsbefunde: (Sub)ikterus ohne Juckreiz; Milzvergrößerung, Dunkelfärbung des Urins
4. Typische Urinbefunde: Positive Urobilinogenreaktion, eventuell Hämoglobin- und Hämosiderin-Nachweise
5. Typische Blutbefunde: Normochrome Anämie
   Blutausstrich:
       Kugelzellen, Target-Zellen, Stachelzellen, Schizozyten
       einzelne Erythroblasten
       erhöhte Retikulozytenzahl
       basophil getüpfelte Erythrozyten
       Heinz-Körper-Nachweis
       Nachweis von HbF und G-6-PD-Mangel
       Erniedrigte osmotische Erythrozytenresistenz
6. Typische biochemische und serologische Befunde:
   Indirekte Hyperbilirubinämie
   Erhöhung des Serumeisens
   Erhöhung der Lactatdehydrogenase
   Verminderung des Haptoglobin
   Vermehrung des freien Hämoglobin oder des Methämoglobin
   Positiver Antiglobulintest (Coombs-Test)
   Nachweis von Kälte- oder Wärmeantikörpern
7. Feststellung der verkürzten Erythrozyten-Lebensdauer
8. Knochenmarksdiagnostik durch Punktion oder Myelotomie
9. Spezielle Diagnostik: Hb-Elektrophorese, Bestimmung der Erythrozytenenzyme, Porphyrinbestimmung im Urin und in Erythrozyten, Zuckerwassertest, Säurehämolyse-Test, Sichelzell-Test

3.5.3 Krankheitsbild

3.5.3.1 Angeborene hämolytische Anämien

Schwere Verlaufsformen. Die schweren Fälle an ihrem frühzeitigen Auftreten, der schweren ikterischen Anämie, ihren Folgen für die Entwicklung und für das Skelettsystem und an der enormen Milz-Lebervergrößerung zu erkennen, fällt nicht allzu schwer. Auch im Intervall sind diese Kranken in ihrer Leistungsfähigkeit schwer beeinträchtigt; sie leiden unter Knochenschmerzen und unter schmerzhafter Kapseldehnung der vergrößerten Milz und Leber.

Krisen. Für die schwereren Fälle charakteristisch sind akute Krankheitserscheinungen, die, je nach dem Hauptsymptom, unterschieden werden können in

hämolytische Krisen	= akute Hämolyse mit schubartigen Begleiterscheinungen und Fieber
aplastische Krisen	= akute Panzytopenie mit septischen Begleiterscheinungen, oft ausgelöst durch banale Infekte, eventuell durch Folsäuremangel
Schmerz-Krisen	= akute abdominale oder lumbale Schmerzen mit nicht einheitlicher Auslösung.

Alle diese Erscheinungen sind besonders betont bei der Thalassaemie und der Drepanozytose, weniger eindrucksvoll, mit Ausnahme der auch hier möglichen schweren Krisen, bei der Kugelzellenanämie. Bei der Drepanozytose verhindert eine frühzeitige Organfibrose die fortschreitende Vergrößerung von Milz und Leber.

Leichtere chronische Verlaufsformen. Die drei Krankheitsbilder können in leichterer Form auftreten und sich dann unter Umständen auch erst im mittleren Lebensalter bemerkbar machen. Die Mikrosphärozytose verursacht in den krisenfreien Intervallen oft kaum Beschwerden. In 60% der Fälle kommt es jedoch zu Gallensteinleiden, unter Umständen kompliziert mit Gallenstauung und zusätzlichem Stauungsikterus; nicht selten sind Nebennieren-, Schilddrüsen- und Hypophyseninsuffizienz.

Die Häufigkeit von Beingeschwüren, multiplen Organthrombosen und dadurch ausgelösten Komplikationen kennzeichnen die Drepanozytose. Schwere und schmerzhafte Krankheitsschübe sind dabei durch relativ alltägliche Ereignisse, wenn diese zu vorübergehenden Sauerstoffmangel führen, auslösbar.

Prognose. Die Prognose der Mikrosphärozytose ist quoad vitam günstig. Drepanozytose und Thalassaemie führen in schweren Fällen zu fortschreitender Hinfälligkeit und frühzeitigem Tod, dessen häufigste Ursachen aplastische Anämie, Herzversagen bei schwerer Hämosiderose, Nierenversagen und Infektionen darstellen.

Wegen ihres gehäuften Vorkommens in bestimmten Bevölkerungsgruppen, ihrer großen individuellen Bedeutung und ihrer differentialdiagnostischen Stellung innerhalb der großen Gruppe der hämolytischen Störung verdienen die genannten Krankheiten trotz ihrer relativen Seltenheit in Mitteleuropa die allgemeine Beachtung.

3.5.3.2 Erworbene endogene hämolytische Anämien

Die Fälle, die im Gefolge von Krankheiten des lymphoretikulären Systems auftreten, erleiden in der Regel das Schicksal ihrer Grundkrankheit. Die Hämolyse kann immerhin besondere Episoden prägen, die meistens zuerst durch rasches Fortschreiten der Anämie zusammen mit Fieber auffallen. Wenn die

Grundkrankheit selbst, etwa durch Leberstauung, häufiger einen Ikterus verursacht oder febrile Reaktionen aufweist, wird die hämolytische Verschlimmerungsursache nicht selten mit einem raschen Fortschreiten der Grundkrankheit, z. B. einer Neoplasie, einer Sarkoidose oder einer Myelofibrose, verwechselt. Es muß deshalb bei jeder raschen Anämisierung, die im Verlauf solcher Störungen auftritt, eine Hämolyse ausgeschlossen werden, jedenfalls bevor deshalb eine differente Behandlung des Grundleidens begonnen wird. In vielen Fällen, z. B. bei Osteomyelosklerose, kann die hämolytische Anämie die Prognose entscheidend ungünstig beeinflussen.

Die erworbenen „idiopathischen" serogenen hämolytischen Anämien treten in jedem Lebensalter auf. Die Beschwerden können lange Zeit wenig auffällig, der Verlauf im ganzen schleichend sein. Das Nebeneinander von larvierten bis zu schwersten Verlaufsformen macht es unmöglich, eine allgemein gültige Verlaufsbeschreibung zu geben. Nicht selten kommt es trotz konsequenter Behandlung zu relativ schweren, über viele Jahre hinweg rekurrierenden Störungen. Häufig sind dabei thrombotische Komplikationen. Die Mortalität der schweren Verlaufsformen beträgt 10–40%. Sie können in Knochenmarkinsuffizienz, aber auch in Leukämie enden. Schließlich muß mit der Möglichkeit gerechnet werden, daß „präleukämische" serogene Hämolysen sich später als das Vorstadium einer Leukämie entpuppen können.

Akute Verlaufsform. Auch hier gibt es krisenhafte, wie eine akute Infektionskrankheit einsetzende und rasch zu schwerer Anämie führende Formen. Sie dürfen nicht mit einem infektiösen Ikterus verwechselt werden, so wie umgekehrt die Fehldiagnose hämolytische Anämie statt akute Hepatitis oder Morbus Weil verhängnisvoll werden kann.

Prognose. Die durch Virusinfekte ausgelösten kältehämolytischen Anämien verlaufen meist gutartig. Die idiopathischen Kältehämolysen können lebenslänglich bestehen bleiben, aber durch Vermeidung von Kälteexposition in der Regel erscheinungsfrei gehalten werden.

3.5.3.3 Exogene hämolytische Anämien

Viele toxisch-hämolytische Anämien nehmen einen *akuten und schweren Verlauf*. In solchen Fällen stehen der Blutzerfall, die Giftwirkung auf andere Organe und das Nierenversagen durch die Obstruktion der Harnkanälchen im Vordergrund. Die Erscheinungen der reaktiven Knochenmarkshyperplasie können fehlen oder durch eine toxische Aplasie ersetzt sein, ähnlich wie bei den aplastischen Krisen. Die Prognose ist zweifelhaft. Beispiele sind die Arsenwasserstoff-, die Saponin- und die Pilzvergiftung. Aber auch anscheinend leichtere toxisch-hämolytische Zwischenfälle müssen ernst genommen werden. Besonders bei vorgeschädigter Niere kann sich ein Nierenversagen auch noch später und unter weniger dramatischen Umständen entwickeln; es be-

steht auch die Möglichkeit, daß sich eine serogene Hämolyse als Spätreaktion an einen primär toxischen Blutzerfall anschließt.
Seltener sind *chronische toxisch-hämolytische Anämien*. Beispiel: Die chronische Bleivergiftung. Ihre Erscheinungen entwickeln sich langsam. In erster Linie treten Darmstörungen auf mit Stuhlverhaltung und kolikartigem Schmerz, zusammen mit hochgradiger Hautblässe. Die Mischung mit „neurasthenischen" Beschwerden, wie Kopfschmerz, Schwindel, Unruhe, neurologischen Ausfällen und allmählich einsetzendem Nierenversagen macht die Diagnose schwer. Oft wird zunächst an Folgen von Arteriosklerose, an Myelom, an Porphyrie oder an chronische Nephritis gedacht.
Günstig ist in den meisten Fällen die Prognose der Marschhämoglobinurie. Die chronische Hämolyse infolge von Herzklappenprothesen kann einen Wechsel der Prothese erfordern.

3.5.4 Therapie

3.5.4.1 Angeborene hämolytische Anämien

Kugelzellanämie: Die Hämolyse wird durch *Splenektomie* trotz fortbestehendem Erythrozytendefekt weitgehend ausgeglichen. Wegen der Häufigkeit späterer Komplikationen der unbehandelten Krankheit sollte die Operation auch in leichten Fällen frühzeitig durchgeführt werden. In höherem Alter ist die Operationsindikation mit großer Zurückhaltung zu stellen. Ein häufig vorhandener Folsäuremangel muß gegebenenfalls durch orale Zufuhr ausgeglichen werden.

Thalassaemie: Die Behandlung der schweren Formen ist wenig aussichtsreich, sie sollte wegen ihrer Probleme in Spezialabteilungen geplant und überwacht werden. Doch ist die Möglichkeit, Jahre eines erträglichen Lebens zu verlängern, ohne hausärztliche Mitwirkung nicht zu verwirklichen. Mit häufigen, alle 20–30 Tage zu wiederholenden Blutübertragungen wird versucht, die eigene Hämopoese mit ihren ungünstigen Folgeerscheinungen zu unterdrücken. Diese *überreichliche Blutzufuhr* erfordert tägliche intramuskuläre Injektionen eines sog. Chelatbildners, der Eisen an sich bindet und mit dem Urin ausscheiden läßt z. B. Desferrioxamin, 500 mg täglich i.m. Nur bei deutlichem Hypersplenismus mit Erythrozytenzerstörung vorwiegend in der Milz und mit Thrombozytopenie, oder bei quälender Milzvergrößerung, kommt die Splenektomie in Betracht. Die nach dem Eingriff besonders infektionsgefährdeten Kranken müssen sorgfältig überwacht werden.

Drepanozytose: Es gibt keine spezifische Behandlung. Bei Schmerzkrisen werden Infusionen mit 5%iger Dextroselösung zusammen mit Papaverin und Antikoagulantien empfohlen. Bei aplastischen Krisen sind Transfusionen erforderlich. Milzexstirpation kommt nur in der Notsituation eines größeren Infarktes in Frage. Im Laufe der Krankheit pflegt sich die Milz ohnehin fibrotisch zu verkleinern. Unterschenkelgeschwüre heilen unter lokaler konservativer Behandlung mit Bettruhe; wenn nicht, können Transfusionen helfen.

Symptomenarme Fälle der angeborenen hämolytischen Anämien sollten nicht behandelt werden.

3.5.4.2 Erworbene endogene hämolytische Anämien

Abgesehen von der Behandlung eines eventuell vorhandenen Grundleidens ist der Erfolg der konservativen Therapie in vielen Fällen nicht befriedigend. In jedem Fall sollte zunächst ein Versuch mit *Cortisol* in hoher Dosis gemacht werden, z. B. Prednison 100 mg/Tag. Allmähliche Dosisreduktion unter Kontrolle von Hämatokrit und Retikulozyten. Wenn nach 3 Monaten in schweren Fällen kein Erfolg, dann kann die kombinierte Anwendung mit *immunsupprimierenden Medikamenten,* etwa Azathioprin 100 mg täglich oral oder Methotrexat, 5 mg täglich oral, versucht werden. Besonders sorgfältige Überwachung der dabei möglich panzytopenischen oder septischen Nebenwirkungen ist erforderlich. In vielen Fällen ist eine Langzeitbehandlung für mehrere Monate nicht zu umgehen.

Bei deutlicher Milzvergrößerung mit Hyperspleniezeichen kommt die *Splenektomie* in Frage. Die Erfolge sind jedoch weniger gut als bei der Kugelzellanämie.

Als *Notfallbehandlung* bei schwerer akuter Anämie: Transfusion mit gewaschenen Erythrozyten, zusammen mit intravenöser Injektion von 100 mg Hydrocortison. Fortsetzung der Therapie mit hochdosiertem oralem Prednison.

Während der Steroidbehandlung muß auf ausreichende Kaliumzufuhr und Gastritisprophylaxe mit Antazida geachtet werden.

Die durch Medikamente ausgelösten Fälle werden gewöhnlich durch Absetzen der betreffenden Mittel kuriert.

Bei Kältehämolyse kommt vor allem sorgfältige Verhütung von Unterkühlung in Frage. Medikamente sind wenig wirksam.

3.5.4.3 Exogene hämolytische Anämien

Bei *akuter Methämoglobinämie* mit Zyanose sofort Reduktionsmittel, wie Ascorbinsäure 200 mg/kg oral oder parenteral, oder aber: Methylenblau 1% in 10%iger Glukoselösung intravenös, insgesamt 1–2 mg/kg, oder Calcium-Thiosulfat 10%, 10 mm intravenös. Möglichst umgehender Transport in klinische Spezialabteilung. In Notfällen dort Bluttransfusion, eventuell Austauschtransfusionen.

Bei allen akuten schweren toxischen Hämolysen, einschließlich der G-6-PD-Hämolyse: Ausschaltung der wahrscheinlichen Noxe. Initial Hydroxycortison 100 mg intravenös, gleichzeitig Prednison 100 mg oral, dieselbe Medikation

als Tagesdosis fortzusetzen, daneben Schockbekämpfung, eventuell Austauschtransfusionen, bei Nierenversagen Dialyse.
Bei mechanischer kardiogener Hämolyse: Notfalls Bluttransfusionen, bei Verschlimmerung korrigierende Reoperation.
Bei Marschhämolyse: Bettruhe, reichliche Flüssigkeitszufuhr, Prophylaxe mit elastischem Schuhwerk.
Bei chronischer Bleivergiftung: Calcium-EDTA 20 mg/kg in 500 ml 5%iger Glukoselösung als Infusion, 3× an drei aufeinanderfolgenden Tagen, 5–10 Kuren mit jeweils 3-tägigen Intervallen. Oder aber: D-Penicillamin (Metalcaptase) täglich 1 g intravenös. Außerdem Injektionen mit Vitamin B_{12} und Folsäure, bei neurologischen Komplikationen in Kombination mit Vitamin B_1, 40 mg täglich intramuskulär. Die Behandlung der Darmkoliken besteht in Wärmeanwendungen und Spasmolytica. Die Behandlung der Obstipation in salinischen Abführmitteln (Natriumsulfat, 15–20 g täglich).

Zusammenfassung der Therapie. Die Behandlung hämolytischer Anämien erfordert spezielle Erfahrung und nicht selten Mittel, die entweder auf klinischstationäre Anwendung beschränkt oder zumindest auf regelmäßige Kontrolluntersuchungen durch Spezialabteilungen angewiesen sind. In vielen chronischen Fällen ist jedoch die enge Zusammenarbeit mit dem Hausarzt die einzige Möglichkeit, dem Kranken ein erträgliches Leben und möglicherweise fortlaufende Besserung zu verschaffen.

3.6 Agranulozytose

3.6.1 Definition und Häufigkeit

Agranulozytose ist die sprachlich unklare Bezeichnung für eine scharf umrissene, plötzlich einsetzende, lebensbedrohende Krankheit mit hohem Fieber und nekrotisierender bakterieller Invasion der Schleimhäute, die mit akuter Granulozytopenie einhergeht. Die auch in den inneren Organen zusammen mit einer schweren parenchymatösen Leberschädigung akut auftretenden Nekrosen besiedeln sich mit Bakterien, häufiger mit Pilzen. Die Ausbreitung dieser Schäden entspricht nicht von vornherein dem Grad der Verminderung der Granulozyten, die allerdings die lebensbedrohende Vermehrung der Bakterien wesentlich begünstigt. Es ist möglich, daß die akute Antigen-Antikörperreaktion selbst, die die Granulozyten und ihre Mutterzellen im Knochenmark zerstört, gleichzeitig auch andere parenchymatöse Organe schädigt.
Häufigkeit. Wahrscheinlich im Zusammenhang mit steigendem Medikamentenverbrauch zunehmend, Morbidität 0,054% (nach W. Müller, 1969).
Frauen erkranken häufiger (81% der Fälle), Häufigkeitsgipfel zwischen 45. und 63. Lebensjahr; auffallend stark betroffen sind Ärzte, Schwestern und

Apotheker (nach H. Begemann: Klinische Hämatologie, G. Thieme-Verlag, Stuttgart, 1970).

3.6.2 Diagnose

3.6.2.1 Beschwerden und körperlicher Zustand

Bei jedem akut aufgetretenen septischen Krankheitsbild ist an Agranulozytose zu denken. Ziemlich charakteristisch sind Schleimhautulzerationen und die nekrotisierende „Angina agranulozytotica" mit schmierigen, diphterieartigen Belägen. Ein leichter, parenchymatöser Ikterus ist häufig, er weist auf die toxische Leberschädigung hin.

3.6.2.2 Blutbefunde

Das fast vollständige Fehlen von Granulozyten im Blutausstrich und die starke Erniedrigung der Leukozytenzahl des Blutes bestätigen die Diagnose. Anämie und Thrombozytopenie können fehlen, nicht selten ist aber eine im Verlauf zunehmende Schädigung der gesamten Myelopoese. Die Blutkörperchensenkung ist stark beschleunigt.

In leichten Fällen kann die relative Vermehrung der Lymphozyten und Monozyten die Leukozytopenie verschleiern. Die Blutausstrichuntersuchung läßt dies erkennen, sie trägt auch zum Ausschluß einer akut mit Leukopenie beginnenden Hämoblastose oder Retikulo-Sarkomatose bei.

3.6.2.3 Knochenmarksbefund

Dieser Möglichkeit halber und zur besseren prognostischen Beurteilung der Agranulozytose selbst wird in der Klinik in jedem Fall die Knochenmarksuntersuchung, am besten mit histologischer und zytologischer Technik gleichzeitig (Myelotomie), durchgeführt. Dabei gelingt es mitunter, eine komplizierende Miliartuberkulose oder Mykose zu entdecken. Normalerweise fehlen die Granulozyten im Knochenmark bis auf die Promyelozyten, die übrige Myelopoese kann fast normal erscheinen. Prognostisch ungünstig ist das Bild der vollständigen Markatrophie, dem häufig der Zustand der aplastischen Anämie nachfolgt.

Obgleich der Störung eine Antigen-Antikörperreaktion zugrunde liegt, gelingt der Nachweis von Antikörpern selten.

> *Unter allen Umständen muß darauf verzichtet werden, den Beweis einer allergischen Medikamentenwirkung durch versuchsweise wiederholte Einnahme zu führen.*

Die Zahl der Agranulozytose auslösenden Medikamente ist groß. Sie finden sich unter folgenden Gruppen:
  Analgetica
  Antibiotitica, Chemotherapeutica und Bakteriostatica
  Tuberculostatica
  Malariamittel
  Sedativa, Hypnotica, Psychopharmaca, Antikonvulsiva
  Thyreostatica
  Antihistaminica
  Antidiabetica
  Diuretica
  Antikoagulantien.
Nicht immer gelingt es, die Ursache nachzuweisen. *Das Krankheitsbild ist jedoch so typisch, daß es in einer großen Zahl der Fälle möglich ist, die richtige und rechtzeitig lebensrettende Diagnose bereits anhand des bei der ersten Untersuchung angefertigten Blutausstriches zu stellen.*

3.6.2.4 Differentialdiagnose

Sepsis, aplastische Anämie, akute Hämoblastose oder Sarkomatose.
Grundsätzlich verschieden von der akuten Agranulozytose sind leichtere Formen von chronischer Granulozytopenie, für die zahlreiche verschiedenartige Ursachen bekannt sind. Sie erfordern in der Regel nur Überwachung. Keinen Krankheitswert hat der Zustand der sog. benignen Granulozytopenie, die wahrscheinlich eine Konstitutionsanomalie darstellt.

3.6.3 Krankheitsbild

Auf den von Schüttelfrost begleiteten Fieberanstieg folgen septische Temperaturen als Zeichen einer gefährlichen Krankheit. Ein Blick auf den schwer atmenden, apathischen, schweißbedeckten Kranken bestätigt den Eindruck. Kopfschmerz und Übelkeit steigern die Qual, die das Schlucken bei der nekrotischen Angina und Geschwüren der Lippen und Mundschleimhaut bereitet. Die Geschwüre können sich auf alle Schleimhäute, auch auf den Magen-Darmtrakt ausbreiten; Druckstellen der Haut werden rasch nekrotisch. Regionale Lymphknoten sind leicht vergrößert und druckempfindlich, meist auch die Milz und die Leber. Der Verdacht auf akute Hämoblastose wird durch das Fehlen von Anämie gemindert. Der Ikterus läßt an Hämolyse denken, die Laboruntersuchungen weisen ihn meist als toxischen Parenchymikterus aus. In prognostisch günstigen Fällen steigen die Leukozyten schon nach wenigen Tagen wieder an. Günstige Zeichen sind das nicht vollständige Verschwinden der Granulozyten aus dem Blut und eine Vermehrung von Monozyten. In der Erholungsphase kann die Produktion von Granulozytenvorstufen im Knochenmark fast wie eine Leukämie aussehen. Beobachtungen dieser Art haben gelegentlich zu Berichten über geheilte Leukämien geführt. Nach dem Wiederanstieg der Granulozyten erholen sich die Kranken rasch.

Prognose. Für den fatalen Ausgang sind letzten Endes sowohl fehlende Erholung der Granulozytopoese als auch das Überhandnehmen der bakteriellen Infektion, der sich nicht selten Pilze zugesellen, und deren toxische Wirkungen verantwortlich. Vor der antibiotischen Ära ist die Krankheit in etwa 80% der Fälle tödlich verlaufen, heute ist die Prognose weit besser, doch immer noch ernst.

3.6.4 Therapie

Ziel der Behandlung ist es, die Zeit bis zu der wahrscheinlich in vielen Fällen spontan eintretenden Erholung der Granulozytopoese ohne schwerere Infektion zu überbrücken und neue Knochenmarksschäden auszuschließen. Wahrscheinlich ist es bis jetzt nicht möglich, die gestörte Granulozytopoese selbst wieder anzuregen. Demnach gliedert sich die Behandlung in drei Stufen:

3.6.4.1 Absetzen aller nicht lebenswichtigen Medikamente

und Ermitteln eventueller sonstiger äußerer Schäden. Dabei muß beachtet werden, daß manche Menschen z. B. Anregungsmittel, Schlafmittel oder Abführmittel einnehmen, ohne sich über diese Gewohnheit noch Rechenschaft zu geben.

3.6.4.2 Infektprophylaxe

so lange noch keine Infektion besteht. Es gibt leichtere Fälle der akuten Agranulozytose, die im häuslichen Milieu verbleiben können. Hospitalisation wird empfohlen, wenn der Leukozytenwert niedriger als 1000/mm^3 liegt. Dieser Maßnahme steht die Gefahr des Hospitalismus = Infektion mit resistenten Bakterienstämmen entgegen. Doch stellt die Versorgung der Kranken im häuslichen Milieu ungewöhnlich hohe Ansprüche an die Umgebung und den Arzt.

Strenge Isolation, verbunden mit antiseptischen Maßnahmen, ist nötig, wenn die Zellzahl unter 500/mm^3 beträgt. Eventuell Verbringung in sterile Pflegeeinheit. Regelmäßig bakteriologische Untersuchung von Abstrichen aus dem Nasen-Rachenraum, von Stuhl und Urin. Keine antibiotische Prophylaxe!

3.6.4.3 Antibiotische Behandlung

Bei Vorliegen von pathogener Keimausbreitung: Bakterielle Kontrollen und Blutkulturen abnehmen, sofort anschließend Gabe von Breitspektrumantibiotica, z. B. Gentamycin, 2mal täglich 40 bis 80 mg intravenös, in Kombination mit Cephaloridin, 4–12 g täglich in Dauertropfinfusion. Festsetzung des endgültigen antibiotischen Programms nach Eintreffen der bakteriologischen Testergebnisse. Ohne solche: Fortsetzung der eingeschlagenen Therapie auch wenn das Fieber spätestens nach 48 Stunden zurückgeht, noch mindestens 1 Woche lang. Wechsel der Therapie, wenn nach 3 Tagen kein Erfolg erkennbar. Bei Immunglobulindefizit Substitution mit Gamma-Globulin, z. B. Beriglobin, 5 ml intramuskulär pro Woche. Bei Wahl und Dosierung der Antibiotica ist es nötig, eventuell vorhandene Niereninsuffizienz und Penicillinallergie zu berücksichtigen.

Knochenmarkstimulation. Vor Cortisolanwendung wird wegen ihrer phagozytosehemmenden Wirkung und der Möglichkeit der Verschleierung bakterieller Infektionen gewarnt. Ihre Vorteile sind nicht erwiesen. Versuchsweise sind orale Gaben von Oxymetholon, 2 mg/kg/Tag und von Folsäure 5 mg/kg/Tag angezeigt.

Symptomatische Maßnahmen. Die pflegerischen Probleme, die sich aus der schweren, zahlreiche Organe in unterschiedlicher Weise schädigenden Krankheit ergeben können, lassen sich hier nicht darstellen.

3.7 Idiopathische thrombozytopenische Purpura (M. Werlhofii)

3.7.1 Definition und Häufigkeit

Thrombozytopenie = Mangel an Thrombozyten im zirkulierenden Blut, wird zur Krankheit, wenn der Plättchenmangel die für die Blutstillung erforderliche Menge zumindest zeitweilig unterschreitet. Der wichtigste Beitrag der Plättchen zur Hämostase ist neben vielen anderen die Freisetzung der Thrombokinase, die mithilft, daß das Abdichtungsmittel Fibrin aus seiner Vorstufe Fibrinogen gebildet werden kann. Dieser Vorgang spielt wahrscheinlich auch bei der Abdichtung von Kapillaren unter normalen Verhältnissen eine Rolle, denn bei Verminderung der Plättchen unter 3000/mm^3 kommt es bereits häufig zu spontanen Blutaustritten. Die häufigste selbständige thrombozytopenische Krankheit ist der *Morbus Werlhoffii* (essentielle Thrombozytopenie, idiopathische thrombozytopenische Purpura).

Die Krankheit kommt in allen Lebensaltern vor, vorzugsweise jedoch bei jungen Frauen, und, in der akuten Form, bei Kindern. Meistens verläuft sie chronisch-rezidivierend oder chronisch-gleichmäßig. Die Plättchen werden dabei normal oder sogar vermehrt im Knochenmark gebildet, aber in der Milz rasch zerstört, nachdem sie mit einem spezifischen Antikörper im Patientenplasma in Berührung gekommen sind. Es handelt sich somit um eine Autoantikörperkrankheit mit unbekannter Ursache.

3.7.2 Diagnose

3.7.2.1 Beschwerden und körperlicher Zustand

Akute Form. Sie betrifft häufig Kinder, ohne Geschlechtsdisposition, im Anschluß an Virusinfektionen. Die Haut zeigt Massen von stecknadelkopfgroßen Blutpünktchen, die sich nicht wegdrücken lassen (Petechien). Daneben finden sich auch flächenhafte Blutungen in das Unterhautgewebe (Suffusionen). Blutaustritte aus der Magen-, Darm- oder Blasenschleimhaut sind nicht selten, ebenso geringe Vergrößerungen von Milz und Leber.

3.7.2.2 Blutbefunde

Die Anämie entspricht dem Blutverlust. Von den einfachen Gerinnungsuntersuchungen ist die Blutungszeit verlängert, die Retraktion gestört, die kapilläre Blutungsbereitschaft gesteigert und die Gerinnungszeit normal. Die Plättchenzählung ergibt häufig Werte unter $20000/mm^3$. Der Blutausstrich kann erhebliche Anisozytose der Plättchen zeigen.

3.7.2.3 Knochenmark

Die Diagnose wird gesichert durch das reichliche Vorkommen von reifen und unreifen Megakaryozyten im Knochenmark und eventuell durch die Feststellung der verkürzten Plättchenlebensdauer mit Isotopenmethoden.

Chronische Form. Vorkommen häufiger im Erwachsenenalter, Frauen sind etwa dreimal häufiger betroffen. Die Symptome sind die der akuten Form, meistens in geringerer Ausprägung. Menorrhagien, Nasenbluten oder Nachblutungen nach Zahnextraktion führen oft zur Diagnose. Gelenk- oder Retinablutungen sprechen dagegen, ebenso wie ein größerer Milztumor.

3.7.2.4 Differentialdiagnose

Bakterielle Sepsis, allergische Thrombozytopenie, angeborene Thrombozytopathien, Schock mit disseminierter intravasaler Gerinnung, akute Hämoblastosen, schwere Formen der akuten aplastischen Anämie.
Praktisch besonders wichtig ist der Ausschluß von medikamentöser allergischer Thrombozytopenie, von Thrombozytopenie bei Sepsis, bei intravaskulärer Gerinnung, bei Sarkoidose, bei Tuberkulose, bei Lupus erythematodes visceralis und bei malignem Lymphom. Kombinationen mit serogener hämolytischer Anämie kommen vor. Die seltenen Thrombozytopathien gehören meistens zu den vererbten Störungen. Die Erscheinungen sind der Thrombozytopenie sehr ähnlich. Sie können durch Spezialuntersuchungen unterschieden werden. Hinweisend ist das Auftreten seit der frühen Kindheit.

3.7.3 Krankheitsbild

Bei Kindern mit typischen akutem Verlauf kommt es 2 bis 14 Tage nach Virusinfekten, häufiger des Nasen-Rachenraumes, zum Aufschießen von massenhaften Petechien. Dabei ist der Allgemeinzustand kaum beeinträchtigt. Fieber ist nicht obligat. Das Bild kann sich durch Blutaustritte in die Körperhöhlen dramatisch verschlechtern. Etwa 1% der Kinder sterben an intrazerebraler Blutung. Meistens ist der Verlauf jedoch gutartig. Häufig verschwinden die Symptome nach wenigen Tagen, in etwa 50% der Fälle sind die Plättchenzahlen nach 6 Wochen, in 80% nach 6 Monaten wieder normal. In etwa 20% der Fälle kommt es zu rezidivierend-chronischem Verlauf, selten selbst dann noch später zu spontaner Heilung.

Die chronischen Formen beginnen meistens symptomenarm mit gelegentlichen, kaum bemerkten Blutpünktchen. Sorgfältige Anamnese deckt vielfach Jahre zurückliegendes häufigeres Nasenbluten, wenig beachtete Nachblutungen nach Zahnextraktion oder Menorrhagien auf. Das Allgemeinbefinden ist ungestört. Nicht selten ist es der Zahnarzt, der die Verdachtsdiagnose stellt. Die Behinderung der Kranken hängt ganz von der Schwere der Blutungsneigung ab. Ihre Gefährdung besteht hauptsächlich in der Verschlimmerung der Blutungsbereitschaft durch in Unkenntnis der Thrombozytopenie verordnete Medikamente, wie Phenylbutazon oder Natrium Salicylicum, die schwere Magen-Darmblutungen zur Folge haben können, oder in unvorhergesehenen Nachblutungen nach Eingriffen und nach Unfällen. Spontane tödliche Gehirnblutungen sind selten. Die Krankheit kann gleichmäßig oder in Schüben verlaufen. Spontane Heilungen sind nur in 10% der Fälle beobachtet worden.

3.7.4 Therapie

Die kindlichen akuten Formen erfordern Bettruhe. Bei offensichtlicher Blutungsneigung ist die klinische Überwachung nötig. Prednison, 1–2 mg/kg/Tag wird oral für etwa 14 Tage gegeben, da es die Plättchenlebensdauer verlängern und die kapilläre Blutungsneigung vermindern kann. In schweren Fällen können Plättchentransfusionen erforderlich werden.

Ähnliches gilt für den chronischen Morbus Werlhofii der Erwachsenen. Cortison hat prohibitive, aber keine heilende Wirkung. Die zur Erzielung einer Plättchenzahl von rund 40000/mm^3 erforderliche Dosis muß ausgetestet werden, sie kann zwischen 30 und 250 mg Prednison pro Tag bei oraler Verabreichung liegen. Bei gutem Therapieerfolg soll die Dosis auf die zur Erhaltung des genannten Wertes nötige Menge herabgesetzt werden.

Splenektomie. Bei ungenügendem Erfolg mit Prednison ist sowohl bei Kindern als auch bei Erwachsenen die Splenektomie zu empfehlen. Vor dem Eingriff muß die Plättchenzahl möglichst durch höhere Prednisongaben angehoben werden. Gelingt dies nicht, müssen intraoperativ Plättchen transfundiert

werden. Die Operationsmortalität ist niedriger als 1%, ein befriedigender Erfolg läßt sich in 70–90% der Fälle erhoffen. Zwei Drittel der Splenektomierten behalten zeitlebens normale Plättchenwerte. Wenn die Operation versagt, kann der Versuch der kombinierten Anwendung von Prednison mit Azathioprin, 100–400 mg/Tag oral, noch Besserung bringen.
Wichtig ist die Beratung der dauernd Kranken, die Ausstellung eines Ausweises für Notfälle und eventuell Beratung zum Wechsel von Berufen, die eine besondere Exposition gegenüber Traumen mit sich bringen.

3.8 Hämophilie und Koagulopathien

3.8.1 Definition und Häufigkeit

Koagulopathien sind Störungen der Blutgerinnung, hervorgerufen durch Veränderung, Hemmung oder Verminderung von Proteinen des Blutplasma, die am normalen Ablauf der Blutgerinnung mitwirken. Die Verminderung kann sowohl durch gestörte Bildung als auch durch abnormen Verbrauch entstehen. Die Ermittlung der Ursachen der Koagulopathien und ihre Einteilung in bestimmte Gruppen hat die Behandlung dieser meist schweren Störungen von Leben und Gesundheit wesentlich verbessert. Die Erforschung hat darüber hinaus viel zum Verständnis biologischer Regelmechanismen beigetragen. Die einzelnen Proteine lösen als Enzyme in kleinen Mengen und mit geringem Aufwand jeweils bei einem ganz bestimmten Empfänger relativ große Wirkungen aus. Zahlreiche solcher Enzyme = ,,Gerinnungsfaktoren" bilden durch ihre spezifischen Wirkungen, überspringend von einer Schaltstelle zur nächsten in vorbestimmter Reihenfolge, eine Kettenreaktion nach dem Schneeballprinzip, die Prinzipien abgestufter Steuerung und wirkungsvoller Verstärkung vereinend.

Die Störungen dieses so hoch entwickelten Systems lassen sich nur mit den differenzierten Testmethoden spezieller Gerinnungslaboratorien unterscheiden. *Um diese Möglichkeit praktisch zu nutzen, ist es nötig, die allgemeinen Erscheinungen der Koagulopathie rechtzeitig zu erkennen.* Sie spielen im ganzen eine beträchtliche Rolle, auch wenn einzelne ihrer Vertreter sich nur als Raritäten präsentieren. Würde jeder Träger dieser Störungen auch nur ganz allgemein in seiner Zugehörigkeit zu einer Krankheitsgruppe frühzeitig erkannt, in der es ohne ein jeweils ganz spezielles Kräutlein keine Heilung geben kann, so müßte manche Krankengeschichte, die an das Märchen vom Zwerg Nase erinnert, nicht geschrieben werden. Das Abzeichen dieser Gruppe wird am häufigsten (etwa 75% der Fälle) und auffälligsten getragen von den Kranken, die an der klassischen Bluterkrankheit leiden. Diese, die Hämophilie A, ist deshalb hier vorzustellen, zugleich als Beispiel für zahlreiche ähnliche, aber seltenere und in der klinischen Charakteristik weniger eindeutige Störungen.

Die Hämophilie A entsteht durch Mangel an antihämophilem Globulin (Faktor VIII), das in der Vorphase der Gerinnung zur Bildung des Enzyms Thrombokinase im Blut benötigt wird. Thrombokinase aktiviert Prothrombin zu Thrombin, dieses wiederum Fibrinogen zu Fibrin. Der Mangel bewirkt vor allem, daß Blutungen nach scharfen und stumpfen Verletzungen nur schwer zum Stillstand kommen und daß schon geringfügige Traumen große Blutungen auslösen können. Er wird als rezessives Merkmal an einem X-Chromosom, also geschlechtschromosomal gebunden, vererbt. Deshalb können männliche Träger der Bluterkrankheit den Defekt zwar auf sämtliche Töchter, doch nicht auf die Söhne übertragen. Die Töchter geben das krankhafte Merkmal an jeweils 50% ihrer Töchter und Söhne weiter. Die merkmalstragenden Töchter vererben, ohne zu erkranken. Die weiße Rasse ist von der Krankheit häufiger betroffen. Häufigkeit 1 : 10000 (nach C. Hougie, in: Hematology, herausg. v. W.J. Williams c.s., McGraw Hill Book Comp., New York, 1972).

3.8.2 Diagnose

3.8.2.1 Beschwerden und körperlicher Zustand

Jedes schwere Blutungsübel bei Männern, das schon seit der Kindheit besteht, ist verdächtig auf Hämophilie. Wenn die Familientradition gepflegt wird, kann schon die Vorgeschichte den Verdacht fast zur Gewißheit werden lassen. Charakteristisch sind die Gelenkblutungen, deren Wiederholung die Gelenke schwer deformiert und schließlich durch Versteifung unbrauchbar macht. Am häufigsten sind Knie- und Ellbogengelenke betroffen, meistens symmetrisch, wenn auch verschieden stark. Bei weniger ausgeprägten Formen der Hämophilie können einzelne Gelenkblutungen mit akuter Athritis verwechselt werden. *Die Verwechslung jeder inneren Blutung mit einer chirurgischen Komplikation kann dem Patienten das Leben kosten.* Besonders unangenehm ist daher die Differentialdiagnose der echten oder der vorgetäuschten Appendicitis, des Senkungsabszesses oder des Hämatoms auf der Psosfaszie, etwas harmloser die Verwechslung der Nierenblutung mit einer Steinkolik, um nur die häufigsten Irrtümer zu nennen. Bei einem Faktor VIII-Gehalt von mehr als 15% können klinische Erscheinungen fehlen, doch sind auch diese Kranken durch Verletzungen, chirurgische Eingriffe oder durch Medikamente, die die Blutungsneigung erhöhen, äußerst gefährdet. *Die rechtzeitige Erkennung solcher Fälle ist daher eine bedeutende praktische Aufgabe, zu der der erfahrene Hausarzt, der auch die kleineren Zwischenfälle entsprechend einzuschätzen versteht, beizutragen hat.* In diesem Zusammenhang kann die Bedeutung einer sorgfältigen Blutungsanamnese des Kranken und seiner Familie nicht genügend betont werden. Eine einzige in diese Richtung gezielte Frage kann dem Kranken und seinem Arzt unübersehbare Unannehmlichkeiten ersparen.

Die Blutbefunde sind uncharakteristisch. Häufig ist Eisenmangelanämie.

3.8.2.2 Laborbefunde

Gerinnungszeit stark verlängert, Blutungszeit in der Regel normal, Retraktion durch die spärliche Gerinnung verändert. Prothrombinzeit nach Quick meistens normal. Zur genaueren Diagnostik werden speziellere Testverfahren benötigt, unter denen der Thromboplastingenerationstest und die Bestimmung des Gehalts von Faktor VIII = AHG im Blut die Hauptrolle spielen. Nach der Stärke der Verminderung des Faktor VIII lassen sich schwerste (unter 1%) mittelschwere (1–5%) und leichte Formen (5–15%) unterscheiden.

3.8.2.3 Differentialdiagnose

Zahlreiche andere Arten der *angeborenen* Koagulopathien. Praktisch bedeutsam sind noch die folgenden *erworbenen* Störungen:

Erworbene Koagulopathien	
Art der Störung	Ursache
Fibrinogenmangel	1. Durch gestörte Fibrinogenbildung: bei schwerem Leberschaden (Leberzirrhose) bei Hämoblastosen bei Knochenmarkskarzinose 2. Durch vermehrten Verbrauch: bei Thrombozytopenie bei disseminierter intravaskulärer Gerinnung
Prothrombinmangel	1. Durch Mangel an Vitamin K bei Verschlußikterus bei Resorptionsstörungen bei Sprue 2. Durch Synthesestörung in der Leber: bei schwerer Leberparenchymschädigung 3. Durch Antikoagulantientherapie, z. B. Cumarin 4. Durch Verbrauch: disseminierte intravaskuläre Gerinnung
AHG-Mangel (Faktor VIII)	Bei schwerster Leberparenchymschädigung (Leberzirrhose) Bei Hämoblastosen Bei disseminierter intravaskulärer Gerinnung

Erworbene Koagulopathien	
Art der Störung	Ursache
Hyperheparinämie mit Hemmung der 2. Gerinnungsphase	Bei lokal oder generalisiert gesteigertem Fibrinumsatz: nach Schock und Allergie Bei Purpura fulminans als immunologische Reaktion (Shwartzman-Sanarelli-Phänomen, Waterhouse-Friedrichsen-Syndrom) Bei Lupus erythematodes visceralis Bei Lungentuberkulose Bei Tumoren (Leber, Prankeas, Prostata)
Fibrinolyse	Bei disseminierter intravaskulärer Gerinnung Jatrogen durch Streptokinase oder Urokinase

In diesen Fällen überwiegen oft die Erscheinungen der Grundkrankheit. Doch kann die Erkennung und Behandlung der hämorrhagischen Komplikation ganz in den Vordergrund treten. *Es ist darum wichtig, die Krankheitsbilder zu kennen, die häufiger zu solchen Komplikationen führen, um scheinbar geringfügige Anzeichen der beginnenden Koagulopathie nicht zu übersehen.* Die Symptomatologie dieser Koagulopathien ist an und für sich wenig spezifisch. Es empfiehlt sich deshalb, selbst scheinbar banales Nasen- oder Zahnfleischbluten bei einer inneren Krankheit, besonders wenn diese mit Medikamenten behandelt wird, bis zum Beweis des Gegenteils auf eine tiefergehende Gerinnungsstörung zu beziehen, die elementaren Gerinnungsuntersuchungen durchzuführen und bei zweifelhaftem Ergebnis spezialistische Untersuchung zu veranlassen. Selbstverständlich gilt dies erst recht, wenn Blutbeimengungen in den Körperausscheidungen auftreten.

3.8.3 Krankheitsbild

Die schwersten Formen können aus geringen Anlässen (Zahnextraktion, Circumcision) lebensbedrohlich bluten. Im allgemeinen läßt die Blutungsintensität mit dem Alter nach. Jeder dieser Kranken bietet seine eigene, meist äußerst inhaltsreiche Leidensgeschichte, zu der Spontanblutungen, Sportzwischenfälle, Blutungen bei Zahnextraktionen, Nierenblutungen und die zunehmenden *Gelenkveränderungen* das Meiste beizutragen haben. Diese erfordern *besondere Aufmerksamkeit,* denn sie führen in erster Linie die *drohende Invalidität* herbei. Das ist vor allem bei jüngeren Patienten keine leichte Aufgabe, denn eine durch die frühzeitige Gewöhnung an schmerzhafte Zwischenfälle aller Art manchmal fast indolente Psyche und die sonst durch kein Krankheitsgefühl gestörte körperliche und psychische Aktivität führen charakteristischerweise zu einer zwischen Selbstverleugnung und Leichtsinn schwankenden Haltung. Da die Prognose, das Leben betreffend, nach Überstehung der Kindheitsperiode gut ist, stellt die Tatsache, daß etwa vier Fünftel dieser Kranken frühzeitig invalide werden, auch *große sozialmedizinische Aufgaben*.

3.8.4 Therapie

Bisher ist es nicht möglich, den erblichen Defekt für immer auszugleichen. Für Notfälle steht jedoch heute die, allerdings relativ kostspielige, Anwendung von konzentrierten AHG-Präparaten als äußerst wirksame Maßnahme zur Verfügung. Leider haben diese Präparate im Patientenblut nur eine Halbwertszeit von etwa 4–6 Stunden. Außerdem erfordert die Kontrolle ihrer Wirksamkeit fortgesetzte Laboruntersuchungen, unter denen die alleinige Bestimmung der Gerinnungszeit nicht genügt, da eine Normalisierung in diesem Test keinen praktisch genügenden Ausgleich des Gerinnungsdefekts garantiert. Die Zufuhr des AHG ist nur durch intravenöse Infusion möglich, die demnach in Abständen von einigen Stunden wiederholt werden muß, bis die Gefahr vorüber ist. Dadurch wird die Beseitigung lebensbedrohlicher Blutungszwischenfälle oder die unerläßliche Vorbereitung zu operativen Eingriffen jeweils zu einem aufwendigen Unternehmen. Doch ist die Tatsache, daß nunmehr auch solche Patienten nicht mehr ihren chirurgischen Komplikationen erliegen müssen, als einer der bedeutendsten Fortschritte in der Medizin zu werten. Anstelle von Faktor VIII = AHG-Konzentrat kann auch Frischplasma in der entsprechenden Menge zugeführt werden. *In Notfällen ist die Übertragung von Frischblut die einzige und möglicherweise lebensrettende Maßnahme*. Wegen der Gefahr der Sensibilisierung durch häufige Blutübertragung muß die Anwendung so weit als möglich eingeschränkt werden.
Die Notwendigkeit der Ruhigstellung ergibt sich ohne weiteres. Bei Gelenkblutungen ist das Auflegen einer Eisblase und der Versuch der Gefäßabdichtung mit hohen Dosen von Vitamin C, Rutin und zusätzliche Anwendung von Vitamin K (Konakion, bis zu 4mal täglich 10 mg langsam intravenös) nützlich. Die Stillung offener Blutungen läßt sich durch kommerzielle Präparate von thrombingetränktem Fibrinschaum und durch Druckverbände verbessern. *Intramuskuläre Injektionen sind wegen des Risikos großer Hämatome unter allen Umständen zu vermeiden*. Kompressionsverbände sind schmerzhaft und wenig nützlich, sie steigern das Risiko von Gewebsnekrosen. *Verabreichung von Salicylaten und örtlichen Heparinsalben ist kontraindiziert*.

3.9 Lymphozytopenie und Antikörpermangel (AMS)

3.9.1 Definition und Häufigkeit

Lymphopenie bedeutet Mangel an Lymphozyten im Blut, hervorgerufen durch gestörte Bildung, vermehrten Verbrauch oder Verlust dieser Zellen. Die Bezeichnung wird gebraucht, wenn die absoluten Lymphozytenzahlen im Kapillarblut bei Erwachsenen weniger als 1500, bei Kindern weniger als 3000/mm^3 betragen. Ihre Ursache besteht sehr selten in einer Fehlanlage der lymphatischen Gewebe, etwas häufiger in einem „idiopathischen" Ausfall der Antikörperproduktion und am häufigsten in Krankheiten, die die Produktionsstätten von Lymphozyten und Immunglobulinen treffen, nämlich Knochenmark, Lymphknoten und Milz. Mit diesen sekundären Störungen ist gewöhnlich auch das aus dem lymphatischen Gewebe des Knochenmarks hervorgehende Plasmazellsystem betroffen. Die Lymphozytopenie schließt gewöhnlich einen Mangel an zellständigen und im Blut kreisenden (humoralen) Antikörpern ein, der als Antikörpermangelsyndrom (AMS) bezeichnet wird. Isolierter Ausfall der humoralen Antikörper (partielles Antikörpermangelsyndrom) kommt mit und ohne Verminderung der Plasmazellen vor. Die Kombinationen von Antikörpermangelsyndrom mit Verminderung der „Immunozyten" (Lymphozyten und Plasmazellen) ist als Immundefizit zu bezeichnen.

3.9.2 Diagnose

3.9.2.1 Beschwerden und körperlicher Zustand

Die Anfälligkeit gegen Infektionen aller Art, speziell aber Virus-Infektionen der oberen Luftwege und der Mundschleimhäute, weist auf die leichtere Form der zellgebundenen Antikörpermangelsyndrome hin. Bei den schweren, angeborenen Fällen machen sie sich schon im Säuglingsalter als schweres infektiöses Krankheitsbild geltend. Die Lymphknoten lassen sich nicht tasten, es fehlen zellabhängige Immunreaktionen. Dieser Defekt läßt sich im Hauttest durch fehlende Antigen-Stimulation nachweisen. Typisch ist auch das positive Verhalten des Schick-Hauttests nach Diphtherietoxoidimmunisation. Die reine Agammaglobulinämie wird in der Regel länger überlebt; ihre Vorgeschichte mit einer Vielzahl von vor allem eitrig-bakteriellen Komplikationen ist charakteristisch.

3.9.2.2 Blutbefunde

Eine absolute Lymphozytopenie im Kapillarblut und im Blutausstrich wird bei vielen sekundären Immundefiziten gefunden. Doch besteht kein quantitativer Zusammenhang zwischen dem Grad der Lymphozytopenie und den Auswirkungen eines Immundefizits.

3.9.2.3 Knochenmarkbefund

Die histologische Knochenmarkuntersuchung zeigt bei der idiopathischen Agammaglobulinämie das Fehlen von Plasmazellen und gelegentlich auch von Lymphozyten.

3.9.2.4 Laborbefunde

- **Laboratoriumsdiagnose des Immundefizits**

    Feststellung der absoluten Lymphozytopenie: Leukozytenzählung und Blutausstrich
    Feststellung der funktionellen Minderwertigkeit der Lymphozyten: Test mit Phythämagglutinin
    Feststellung des Fehlens zellständiger Antikörperreaktionen: Hauttest
    Feststellung des Mangels an humoralen Antikörpern:
    Quantitative Immunelektrophorese
    Antikörpertiterbestimmungen, Titer der der Isohämagglutinine

Zur genaueren Diagnose können noch Prüfungen der Stimulierbarkeit der Lymphozyten in vitro (Phythämagglutinintest) durchgeführt werden. Humorale Antikörpermängel lassen sich exakt mit der quantitativen Immunelektrophorese des Serums nachweisen.

Häufiger wird die Diagnose nicht primär aus den Krankheitserscheinungen selbst, sondern aus dem Vorhandensein von Störungen gestellt, die erfahrungsgemäß zu einem Immundefizit führen.

3.9.2.5 Differentialdiagnose

Krankheiten, die häufig zu sekundärem Immundefizit führen
(nach P. Cassileth, in: Hematology, herausg. v. W. J. Williams c.s., McGraw Hill Book Comp., New York, 1972)

Angeborene Fehlbildungen der Lymphozytopoese
Lymphozytenzerstörung: Bestrahlung, Chemotherapie mit alkylierenden Substanzen, Therapie mit Antilymphozytenserum, Therapie mit Cortisol und ACTH, Cushing-Syndrom
Lymphozytenverlust: Störung des thorazischen und abdominellen Lymphabflusses durch entzündliche oder tumoröse Infiltration der Lymphwege, schweres Rechtsherzversagen
Verschiedene Ursachen: Lymphogranulomatose, Miliartuberkulose, Karzinomatose, Sarkoidose, Erythematodes visceralis, Dermatomyositis, Sklerodermie, Urämie, aplastische Anämie

Bei entsprechender Aufmerksamkeit ist die Erkennung einer praktisch ins Gewicht fallenden Immundefizienz nicht schwer. Ihre Differenzierung ist nur mit Unterstützung durch spezielle Methoden möglich.

3.9.3 Krankheitsbild

Nur die essentielle Lymphozytophtise, das angeborene Fehlen der lymphatischen Gewebe, und die angeborene oder idiopathische Agammaglobulinämie, der Ausfall der Bildung der sog. humoralen Antikörper mit Fehlen oder Versagen der Plasmazellen, stellen selbständige, dabei äußerst seltene Krankheitsbilder dar. Die Kinder kommen normal zur Welt und entwickeln sich zunächst gut, mit dem Einsetzen des ersten Infektes geht es dann rasch bergab, denn vor allem pilz- und virusbedingte Infektionen nehmen ungehindert überhand. Die Kranken mit später aufgetretenem idiopathischem Antikörpermangelsyndrom erleben eine kaum abreißende Kette von Infektionen, häufiger bakteriellen Ursprungs, wie Anginen, Nebenhöhlen-, Mittelohr-, Lungenentzündungen, Zahngranulome, Abszesse, Pyelonephritiden, Osteomyelitis und viele andere mehr, bis schließlich eine von ihnen dem Leben ein Ende macht. Im übrigen sind Lymphozytopenien mit AMS Begleiterscheinungen der zahlreichen zuvor genannten Krankheiten und als solche verhältnismäßig unauffällig, wenn auch nicht unschädlich. Es ist dies die Art, in der viele hämatologische Störungen praktisch zur Geltung kommen: *Die Kenntnis der seltenen, aber kompletten und selbständigen Störungen lehrt die Diagnose ihrer sekundären und unvollständigen, aber weit wichtigeren Formen, die die Prognose der Grundkrankheit ungünstig beeinflussen.*

3.9.4 Therapie

Lymphozytopenie und AMS lassen sich nicht heilen, aber substituieren. Dazu stehen Gammaglobulinpräparate zur Verfügung, die in schweren Fällen zweckmäßig intravenös verabreicht werden. Vor intramuskulärer Injektion ist wegen der Gefahr der Abszessbildung dringend zu warnen. Die schweren angeborenen Formen mit aplastischer Lymphozytopenie führen trotzdem frühzeitig zum Tod. Das erworbene AMS kann dagegen meistens gut mit Gammaglobulin ausgeglichen werden. Eine intramuskuläre Injektion von 5 ml/ Monat ist prophylaktisch ausreichend. Bei floriden Infektionen muß die Dosis auf zweimal 5 ml/Woche erhöht werden. Zugleich werden sobald als möglich bakteriostatische oder fungizide Mittel eingesetzt, möglichst nach Testung der Erregerempfindlichkeit. Besondere Sorgfalt ist auf die Belehrung der Kranken über prophylaktische Antisepsis und Isolation zu verwenden. Kleinkinder mit vollständiger Immundefizienz können durch Transplantation mit Knochenmark von Geschwistern, deren Blutzellen bestimmten Identitätsansprüchen genügen, geheilt werden.

3.10 Myeloproliferative Störungen

Man versteht darunter Verschiedenes: *In weitherziger Auslegung* alle Störungen der Zellbildung des Knochenmarkes, die zu einer hemmungslosen Vermehrung von unreifen oder reifen, aber auch gleichzeitig von reifen und unreifen Blutzellen führen. Mit dieser Auffassung wird gewöhnlich die Vorstellung verbunden, daß diese Vermehrung sich nach denselben Regeln vollzieht, wie die der malignen Tumoren und der ihnen gleichgesetzten Leukämien. *Die engere Auslegung* schließt die unreifzelligen Leukämien aus, deren Zellen sich qualitativ von ihren normalen Vorbildern unterscheiden, entsprechend einer Neoplasie. Dagegen gleichen zum Beispiel bei der Polyzythämia vera die ähnlich ungehemmt sich vermehrenden Zellen den normalen Knochenmarkselementen. Diesem Unterschied folgend, können die atypischen, neoplastischen Hämoblastosen den typischen myeloproliferativen Störungen gegenübergestellt werden. Das erscheint sinnvoll nicht nur wegen der Möglichkeit, daß der autonome Proliferationsprozeß hier und dort von verschiedenen Einflüssen in Kraft gesetzt wird, sondern auch wegen der klinischen und prognostischen Unterschiede zwischen diesen Gruppen. Hier ist darüber keine Diskussion, sondern nur der Hinweis am Platz, daß der handliche Begriff der Myeloproliferation zwar überall verwendet, aber verschieden aufgefaßt wird.

Zu den myeloproliferativen Störungen im engeren Sinn gehören: Die Polyzythämia vera, die megakaryozytäre Myelose, die reifzellige granulozytäre Myelose und die Syndrome der Myelofibrose und Osteomyelosklerose.

3.10.1 Polyzythämia vera

3.10.1.1 Definition und Häufigkeit

Polyzythämie heißt Vermehrung aller Blutzellen und meint die der Kontrolle entglittene, chronische Überproduktion der gesamten Hämatopoese, deren Ursache wir nicht kennen. Da dasselbe Wort gelegentlich, vor allem in anderen Sprachen, auch für vorübergehende und sekundäre Erythropoese-Steigerungen gebraucht wird, ist man dabei geblieben, die primäre Form als die „echte" zu kennzeichnen.

Häufigkeit. Die Krankheit betrifft die mittleren Lebensalter, vorzugsweise den Abschnitt zwischen dem 50. und 60. Lebensjahr, darunter Männer etwas häufiger als Frauen. Besonders oft betroffen sind Juden, selten Neger, doch besteht kein Anhalt für Vererbung. Über die Häufigkeit gibt es keine zuverlässigen Angaben. In einer größeren Klinik werden etwa 4 solcher Fälle pro Jahr neu aufgenommen.

3.10.1.2 Diagnose
3.10.1.2.1 Beschwerden und körperlicher Zustand
Schon das Beschwerdebild ist ziemlich charakteristisch: Schwindel, dumpfes Druck- bis Schmerzgefühl hinter Stirn und Schläfen, Flimmern vor den Augen, Ohrensausen, Hitzewallungen, brennende Füße, Hautjucken, Schlafstörung, Reizbarkeit, Müdigkeit. Status: Meist kräftige, „gesund" aussehende Menschen mit rotem Gesicht und tiefroten, mit zunehmender Herzinsuffizienz bläulich-roten, Schleimhäuten. Häufig geringe Vergrößerung von Milz und Leber durch Kongestion und extramedulläre Hämatopoese. Große Milztumoren sprechen für Komplikationen. Nicht selten finden sich Urtikaria, punktförmige Hautblutungen und Phlebothrombosen.

3.10.1.2.2 Blutbefunde
Blutkörperchensenkungsgeschwindigkeit gehemmt, 0–1 mm. Hämoglobin mehr als 17 g%, Hämatokrit erhöht, Erythrozyten über 6 Millionen, maximal 10 Millionen/mm^3, normo- bis hypochrom. Leukozyten entweder normal oder erhöht bis auf Werte von etwa 16000/mm^3, Thrombozyten entweder normal oder erhöht bis auf 600000/mm^3, höhere Werte für Granulozyten und Thrombozyten sind verdächtig für Komplikationen. Im Blutausstrich Vermehrung der reifzelligen Granulozyten, besonders der eosinophilen und basophilen. Lymphozytopenie. Retikulozytenzahlen meistens erhöht. Alkalische Leukozytenphosphatase: häufiger erhöht als normal (Normwert: 10–100). Gesamtblutmenge erhöht vorwiegend durch die Erythrozytose (Normwert: 66–76 ml/kg). Arterielle Sauerstoffsättigung des Blutes normal (Normwert: 92% O_2).

Die Blutungszeit ist oft verlängert, die Retraktion durch das Mißverhältnis zwischen Erythrozytenmenge und Fibrinbildung verändert. Die Plättchen sind häufig funktionell minderwertig, in zahlreichen Fällen findet sich eine Fibrinogenverminderung durch erhöhten Verbrauch. Verschiedene Störungen der Koagulation werden zusätzlich beobachtet, so daß insgesamt eine gefährliche Blutungsbereitschaft besteht.

Arterieller Hochdruck hat mit der Krankheit nichts zu tun.

Im Blutserum: Fast immer erhöht der Harnsäurewert durch vermehrten Zellabbau. Urinbefund: Häufig geringe Albuminurie, fast immer verstärkte Urobilinogenreaktion.

3.10.1.2.3 Knochenmarksbefund
Ausstriche auffallend reich an Erythrozyten, oft überraschend arm an kernhaltigen Zellen. Vor allem Megakaryozyten deutlich vermehrt. Histologischer Befund (Myelotomie): Massive Vermehrung aller Blutzellvorstufen mit normaler Ausreifung. Auffallend viele und abnorm große Megakaryozyten. Hyperplasie und Blutfülle der Marksinus. Siderinverarmung. *Das zuverlässigste Laborkriterium der echten Polyzythämie ist der histologische Knochenmarksbefund.*

3.10.1.2.4 Differentialdiagnose

Die Unterscheidung von der sekundären Polyglobulie durch Sauerstoffmangel infolge von Höhenaufenthalt oder kardio-pulmonaler Insuffizienz ist einfach. Differentialdiagnostische Probleme gibt es bei Reizpolyglobulien durch erhöhte Erythropoetinproduktion bei Nierentumoren oder -zysten, bei chronischen Intoxikationen, Cushing-Syndrom und bei seltenen Tumorformen. Auch die histologische Knochenmarkuntersuchung ist dann nicht immer eindeutig und die Diagnose muß per exclusionem oder nach Verlaufsbeobachtung gestellt werden.

Eine Übersicht über die wichtigsten Kriterien gibt die Tabelle:

▶ Differentialdiagnose der Polyzythämia vera		
Befund	Polyzythämia vera	Sekundäre Polyzythämie oder Polyglobulie
Hämatokrit	erhöht	erhöht
Leukozytose	vorhanden	nicht vorhanden
Thrombozytose	vorhanden	nicht vorhanden
Blutbasophilie	vorhanden	nicht vorhanden
Alkalische Leukozytenphosphatase	erhöht oder normal	normal
Sauerstoffsättigung im arteriellen Blut	normal	vermindert oder normal
Serumeisen	öfter erniedrigt	normal
Serum-Erythropoetin	normal	erhöht oder normal
Serum-Vitamin B_{12}	erhöht	normal
Knochenmark	„Panmyelosis" mit Siderinmangel	Erythrozytopoese-Steigerung mit reichlich Siderin
Milz	mäßig vergrößert	nicht vergrößert

3.10.1.3 Krankheitsbild

Die Polyzythämie beginnt ganz allmählich, meist in den mittleren Lebensjahren. Sie verursacht oft jahrelang keine Beschwerden, der Umgebung fällt die „gesunde" Hautfarbe auf. Das gilt besonders für Kranke, die auf dem Land leben oder vorwiegend im Freien arbeiten. Mit der Zeit stellen sich Wärmeempfindlichkeit, Kopfschmerzen oder das Gefühl von Druck und Spannung im Kopf ein. Vielfach bleibt es bei diesen Beschwerden jahrelang. Andere klagen mehr und mehr über Ohrensausen, Flimmern vor den Augen, Hautjucken und Ausschlag nach warmen Bädern. Nur in wenigen Fällen wird der Zustand durch Kurzatmigkeit, Müdigkeit, reizbare Wesensveränderungen oder Depression so verschlechtert, daß der Beruf nicht mehr ausgeübt werden kann. Daß die Lebenserwartung der Kranken heute etwa zwischen 1 und 20 Jahren schwankt, liegt an den Komplikationen.

3.10.1.4 Komplikationen und Folgekrankheiten

In keinem Fall fehlen Komplikationen, die die Erscheinung der Krankheit von heute auf morgen grundlegend verändern können. Sie führen in vielen Fällen den Kranken zum ersten Mal zum Arzt. Der Eindruck des akuten Krankheitsbeginns ist falsch, in nur wenigen Fällen läßt sich ein Vorstadium von weniger als 1 Jahr nachweisen, meistens ist der Krankheitsbeginn nicht sicher zu erfassen, selten sind frühere Befunde vorhanden, die einen unbehandelten Krankheitsverlauf von bis zu 15 Jahren belegen.

Blutungen. Die Hauptrolle spielen Blutungszwischenfälle. Sie reichen von der lebensgefährlichen Apoplexie bis zu kleinen Hämatomen nach Traumen. Häufig sind Nasenbluten, Augenhintergrundsblutungen (Fundus polycythaemicus), Magen-Darmblutungen und Nachblutungen nach Operationen.

Thrombosen. Sehr häufig sind Venenthrombosen, auch Retinavenenthrombosen; die Gefahr von koronaren und zerebralen Embolien ist groß. Blutungen und Thrombosen zusammen machen etwa 30–50% der Todesfälle aus.

Kardiale Zwischenfälle. Nicht nur die Koronarembolie, auch Herzinfarkt infolge von Koronarsklerose und Herzmuskelschwäche durch die bis auf das 6-fache erhöhte Blutviskosität sind häufig. *Bei Hämatokritwerten über 50% ist die Herzarbeit mindestens verdoppelt!*

Arthritis urica: In etwa 10% der Fälle tritt sekundäre Gicht auf. Hyperurikämie ist die Regel.

Akute Leukämie: Etwa 10–15% der Fälle enden mit akuter Myeloblastenleukose, wahrscheinlich in der Hauptsache abhängig von der zuvor durchgeführten Behandlung mit Radiophosphor.

Myelofibrose und Osteomyelosklerose. Der allmähliche Übergang in diese Störungen in etwa 15% der Fälle ist dagegen Folge einer Umwandlung des proliferativen Prozesses selbst und der endogenen Umstände, die sich im wesentlichen aus dem Zugrundegehen von zahlreichen Blutzellen, vor allem Megakaryozyten, innerhalb der Markräume ergeben. Das wesentliche Merkmal dieser Umwandlung ist eine Vermehrung von atypischen Megakaryozyten, die dem Bild der megakaryozytären Myelose gleicht. In einzelnen Fällen kommt es zur Entwicklung von reifzelliger granulozytärer Myelose.

Prognose. Die Lebenserwartung unbehandelter Fälle ist schwer einzuschätzen. Die relativ kurzen Zahlen der Literatur (1–3 Jahre) beziehen sich meistens auf die Lebensdauer nach Diagnosestellung.

3.10.1.5 Therapie

Aderlässe. Früher die einzige Behandlung, besteht heute kein Zweifel mehr, daß die ausschließliche Aderlaßanwendung die Lebenserwartung vor allem durch Verminderung der thromboembolischen Komplikationen zwar verlängert, aber der Behandlung mit ^{32}P oder Medikamenten unterlegen ist. Aderlässe werden noch zur Einleitung der eigentlichen Therapie und zur Verlängerung des therapeutischen Intervalls angewendet. Die Erzielung eines milden Eisenmangels und die Normalisierung der Hämatokritwerte wird angestrebt. Wenn klinische Folgen von Eisenmangel bemerkbar werden, muß die Behandlung unterbrochen, eventuell auch Eisen zugeführt werden.

Radiophosphor (^{32}P). Wegen der sicheren Anwendung und des relativ geringeren Kontrollbedarfes ist ^{32}P die Therapie der Wahl vor allem bei weniger gewissenhaften oder zu häufigen Ortswechsel gezwungenen Kranken. Vorgehen: Ein oder mehrere Aderlässe bis zur Normalisierung des Hämatokrit, dann 3–5 mCi ^{32}P als Natriumphosphat intravenös. Nach etwa 2–3 Monaten ist die volle Wirkung erreicht, bei 75–85% der Kranken kommt es zur Remission, die 6–30 Monate lang anhält. Mit dem Behandlungsbeginn sollte wegen der hohen Komplikationsrate unter Aderlässen allein nicht lang gewartet werden. In der Regel kommt es noch zu 3–7 späteren Behandlungen, deren Abstände durch Aderlässe und Diät dann möglichst weit auseinandergezogen werden sollten.
Kontraindikation: Schwangerschaft. Zurückhaltung ist bei jugendlichem Alter des Patienten angezeigt.

Chemotherapie. Für strahlenresistente Fälle oder wenn ^{32}P nicht angewendet werden kann, steht die orale Gabe von Busulfan, Chlorambuzil oder Cyclophosphamid zur Wahl. Alle haben Nebenwirkungen; Busulfan wird wegen der längeren Remissionen und der breiteren Erprobung vorgezogen. Therapieeinleitung mit Aderlässen wie zuvor, dann 4 mg Busulfan täglich oral unter zunächst wöchentlichen, später 14-tägigen Kontrollen von Hämatokrit, Erythrozyten, Leukozyten und Thrombozyten. Dosisreduzierung nach Blutbildergebnissen, Therapieunterbrechung, wenn Leukozytenzahl unter 3000 bzw. Plättchenzahl unter 100 000/mm^3 absinkt. Als Erhaltungstherapie kommen tägliche Dosen von 2–4 mg für 4 Wochen mit jeweils 4-wöchentlichem behandlungsfreiem Intervall in Frage.

> Der Nachteil der Anwendung von ^{32}P ist die häufigere spätere Entwicklung einer akuten Leukose, der Nachteil der Chemotherapie die Komplikation mit aplastischer Anämie, Lungenfibrose und, möglicherweise, mit Beschleunigung der Entwicklung zu Myelofibrose.

Allopurinol. Zur Vermeidung von Gichtanfällen und zur Verhütung einer Uratniere sollen vor allem während der ersten Therapiephasen 3× 100 mg Allopurinol täglich oral gegeben werden. Dauertherapie, in der Regel mit niedrigerer Dosis, ist nötig. Im Gichtanfall gelten die Behandlungsgrundsätze der primären Gicht.

Thromboseprophylaxe. Prophylaxe mit Antikoagulantien ist kontraindiziert. In Betracht kommen Aderlässe, Unterstützung der Herz-Kreislauftätigkeit, Stuhlregulierung, Gewichtsreduktion, Stützstrümpfe und Regelung der Lebensweise durch ausreichende körperliche Bewegung und Vermeidung ungeeigneter Belastungen. *Die Behandlung florider Thrombosen in diesen Fällen ist eine Aufgabe, die die ganze Erfahrung einer Spezialabteilung erfordert.*

Prognose. Unter Ausnützung der genannten Behandlungsmöglichkeiten liegt die Überlebenszeit der Kranken je nach Therapiebeginn jetzt zwischen 13 und 16 Jahren.

> *Obgleich kein allzu häufiges Leiden, stellt die echte Polyzythämie wegen der langen Krankheitsdauer und ihrer vielfältigen Komplikationsmöglichkeiten eine der großen Aufgaben der praktischen Medizin dar, die in enger Zusammenarbeit mit einem klinischen Zentrum gelöst werden muß.*

3.10.2 Megakaryozytäre Myelose

3.10.2.1 Definition und Häufigkeit

Megakaryozytäre Myelosen sind proliferative, nicht regulierte Krankheiten des Knochenmarkes, bei denen die Vermehrung von, häufig atypisch geformten, Megakaryozyten im Vordergrund steht. Diese Vermehrung kann sich auf Milz, Leber und Lymphknoten, sogar auf andere innere Organe, den Retroperitonealraum und die serösen Häute in tumorartiger Ausbreitung erstrecken. Nicht selten sind auch die Granulozytopoese oder aber Granulozytopoese und Erythrozytopoese zusammen an der Proliferation beteiligt. Es kommt dann zu Mischbildern mit der echten Polyzythämie und mit der reifzelligen granulozytären Myelose, deren Unterscheidung Schwierigkeiten bereitet. Die

Fähigkeit zur Thrombozytopoese kann gesteigert, normal oder vermindert sein, ja nach dem Grad der Unreife oder Atypie der Megakaryozyten oder nach der Intensität sekundärer fibrosierender Knochenmarksveränderungen. Solche sekundären Veränderungen, Vorstufen der bekannten Krankheitsbilder der Myelofibrose und der Osteomyelosklerose, kommen in diesen Fällen häufiger vor als bei anderen myeloproliferativen Störungen.

Häufigkeit. Die Häufigkeit ist nicht anzugeben, da die Diagnose in der Regel nur durch histobioptische Knochenmarksuntersuchung gestellt wird. Die Krankheit findet sich auch unter jungen Menschen. Sie wurde früher selten diagnostiziert und gewöhnlich nach ihren klinischen Erscheinungen entweder als atypische granulozytäre Myelose, als Leukosarkomatose, als Myelofibrose mit polyzythämischem Vorstadium, als idiopathische essentielle Thrombozythämie oder als idiopathische Thrombozytopenie eingeordnet.

3.10.2.2 Diagnose
3.10.2.2.1 Beschwerden und körperlicher Zustand

Der Allgemeinzustand ist kaum oder mäßig reduziert, in Frühfällen fehlen Organvergrößerungen. Forgeschrittene Fälle: Große, derbe und glatte Milz, große Leber, manchmal mit Oesophagusvarizen, manchmal geringe diffuse Lymphknotenvergrößerungen.

3.10.2.2.2 Blutbefunde

Im Blut entweder Polyzythämie oder Anämie. Selten Shukozytopenie, meistens Leukozytose, bis 60000/mm^3. Thrombozytopenie oder Thrombozythämie, bis zu Werten von 1–2 Millionen/mm^3. Retikulozyten uncharakteristisch. Im Blutbild können die besonders vielgestaltigen Plättchen auffallen. Meistens kommen auch einige kernhaltige rote Blutzellen vor. Die übrigen Veränderungen sind uncharakteristisch.
Die Harnsäurewerte im Blutserum sind nicht regelmäßig erhöht.
Blutungsbereitschaft ist häufig, wobei entweder der Plättchenmangel oder, bei Thrombozythämie, die funktionelle Minderwertigkeit der Plättchen den Ausschlag gibt. Zugleich häufig noch andere Koagulationsstörungen, so daß sich wechselnde Untersuchungsbefunde bei einer in der Regel schweren Störung mit abwechselndem Überwiegen von Blutungs- oder Thromboseneigung ergeben. *Häufig sind Durchblutungsstörungen der Extremitäten durch Mikrothromben.*

3.10.2.2.3 Knochenmarksbefund

Die Diagnose wird gesichert durch histologischen Knochenmarksbefund mit überwiegender und atypischer Megakaryozytose. Reifzellige und unreifzellige blastomatöse Formen können unterschieden werden.

Die Diagnose muß in Betracht gezogen werden bei jeder Thrombozythämie, bei nicht ganz typischer Polyzythämie und bei unklaren Anämien mit Milztumor, vor allem wenn gleichzeitig Veränderungen der Thrombozyten und leichte Erhöhung der Leukozytenwerte bestehen. In den fortgeschrittenen Fällen ist die vorläufige Diagnose einer malignen Blutkrankheit mit Milztumor und gesteigerter Blutungs- und Thrombosebereitschaft leicht zu stellen. *Zur diagnostischen Sicherung sind die Mittel der Spezialabteilung erforderlich.*

3.10.2.2.4 Differentialdiagnose

Reifzellige granulozytäre Myelose, Polyzythämia vera, Morbus Raynaud, aplastische Anämie.

3.10.2.3 Krankheitsbild

Aus den geschilderten Bedingungen ergibt sich ein chamäleonartiges, nicht leicht zu diagnostizierendes Krankheitsbild mit einem prinzipiell langsamen und fast unmerklichen Fortschreiten, so lange nicht Blutungs- oder Thrombosekomplikationen oder ein Kapselriß der vergrößerten Milz dramatische Akzente setzen.

Frühstadium. Ein Teil der Kranken findet zum Arzt mit den Erscheinungen der refraktären Anämie, ohne sonstige Klagen oder Anzeichen. Häufig entgeht die Thrombozytämie der Feststellung. Bei einem Teil der Patienten steht das Bild der Polyzythämia vera im Vordergrund, oft allerdings schon mit auffallend hohen Blutplättchenzahlen. In anderen Fällen schließlich ist es das von der vergrößerten Milz ausgehende Druckgefühl im linken Oberbauch, das die Aufmerksamkeit auf sich zieht. Diese Vergrößerung macht die Milz besonders verletzlich. Bei einigen in jugendlichem Alter nach einem Unfall splenektomierten Personen konnte Jahre später eine megakaryozytäre Myelose festgestellt werden. Die meisten Patienten aber werden zuerst wegen Blutungsneigung oder wegen Raynaud-artiger peripherer Durchblutungsstörungen oft lange Zeit behandelt, ehe die zugrundeliegende mikrothrombotische Thrombozytämie entdeckt wird.

Spätstadium. Allmählich nimmt die normo- bis hyperchrome Anämie zu, Milz und Leber können beträchtliche Größe erreichen, es kommt zu Milzinfarkten, Oesophagusvarizenblutungen, Mesenterialvenenthrombosen und zahlreichen anderen Blutungs- und Thrombosekomplikationen. In vielen Fällen zeigen sich nun die Erscheinungen der Myelofibrose oder Osteomyelosklerose mit riesigem Milz-Lebertumor, subleukämischem Blutbild und schwerer Anämie.

Prognose. Es gibt Fälle, die innerhalb weniger Monate durch den rapid fortschreitenden proliferativen Prozeß selbst enden. Häufiger sind jahrelange

Vorläufe, die zunächst symptomenarm, später mit Blutungs- und Gerinnungskomplikationen sowie fortschreitender Anämie zum Tod führen. Nicht selten erliegen die Kranken auch Infekten, die durch die schwere Anämie und ein Antikörpermangelsyndrom begünstigt werden.

3.10.2.4 Therapie

Die verschiedenartige Symptomatik und die geringe Erfahrung erschweren das Aufstellen von Regeln. Die relativ häufig durchgeführte Splenektomie hat sich nicht bewährt, ebensowenig die Milzbestrahlung. Mit ^{32}P läßt sich die Thrombozytopenie meist gut beherrschen. Die Dosierung soll mit höchstens 3 mCi ^{32}P beginnen. Im übrigen ist auf das Vorgehen bei der Polyzythämia vera zu verweisen.

Zytostatische Chemotherapie führt in diesen Fällen besonders leicht zu aplastischen Anämien mit Thrombozytopenie und tödlichem Ausgang an Blutung. Trotzdem wird dieser Weg vielfach beschritten. Er kann zu beträchtlicher Erleichterung durch Rückgang des Milztumors und der Thrombozythämie führen. Wichtig ist die sorgfältige Überwachung des Blutbildes und die einschleichende Behandlung mit kleinen Dosen, z.B. Busulfan 2 mg/Tag oral. Die individuelle Verträglichkeit ist sehr verschieden. Die Diskussion, ob Frühfälle möglichst aktiv oder nur abwartend behandelt werden sollen, ist noch nicht abgeschlossen. Mit der Möglichkeit, daß die Therapie die Neigung zu Markfibrose beschleunigt, ist zu rechnen. Unreifzellige megakaryozytäre Myelosen sind sehr therapieresistent. Häufige thromboembolische oder obstruktive Komplikationen zwingen jedenfalls zur Behandlung, die immer auch von den im vorigen Kapitel genannten symptomatischen Maßnahmen begleitet werden muß.

3.10.3 Reifzellige granulozytäre Myelose
(chronische myeloische Leukämie = CML
oder chronische granulozytäre Leukose = CGL)

3.10.3.1 Definition und Häufigkeit

Als reifzellige granulozytäre Myelose wird eine der normalen Regulation entglittene, fortschreitende Vermehrung der Granulozyten und ihrer Vorstufen bezeichnet, die sich vom Knochenmark regelmäßig auf die extramedullär blutbildenden Organe, oft auch über sie hinaus, ausbreitet. Bei dieser Krankheit findet sich fast regelmäßig ein Gen-Defekt sowohl an den Granulozyten als auch an den übrigen Blutzellen, der als ihr sicherstes Merkmal gilt. Der Defekt betrifft das 21. unter den 46 menschlichen Autosomen; er wird als Philadelphia-Chromosomenanomalie (Ph$_1$-Defekt) bezeichnet. Zusammen mit funktionellen Minderwertigkeiten der Granulozyten stützt er die Auffas-

sung der Leukämien als Störungen im genetischen Material der Zellen und damit als echte Neoplasie.[1]
Die CGL ist mit 25% die häufigste unter den Leukämien. An ihr stirbt jährlich etwa einer von 100 000 Menschen (Dameshek u. Gunz, 1964). Eine Zunahme der Häufigkeit war bis jetzt nicht nachzuweisen, ebensowenig Erblichkeit. Etwas häufiger als bei Frauen kommt die Krankheit bei Männern vor. Sie verläuft bei beiden Geschlechtern gleich. Betrifft meistens Menschen zwischen dem 25. und 60. Lebensjahr, mit einem Häufigkeitsgipfel zwischen dem 40. und 50. Jahr. Der ursächliche Zusammenhang zwischen Strahleneinwirkung bzw. chronischer Benzolexposition, und einzelnen Fällen von CGL ist gesichert.

3.10.3.2 Diagnose

3.10.3.2.1 Beschwerden und körperlicher Zustand

Wegen ihrer zunächst geringfügigen Anzeichen wird die Krankheit nicht selten anläßlich einer Blutuntersuchung zufällig entdeckt, wenn sie nicht zuvor mit Druck- und Schweregefühl im Leib, erzeugt von der Milzvergrößerung, auf sich aufmerksam gemacht hat. Andere Zeichen, außer Neigung zu Schwitzen, subfebrilen Temperaturen und Müdigkeit, können lange Zeit fehlen.

3.10.3.2.2 Blutbefunde

Sehr charakteristisch ist die starke Vermehrung der Leukozyten im Kapillarblut, an der überwiegend alle Reifungsstufen der Granulozytopoese teilhaben. Die Zahlen liegen zwischen 15 und 40 000/mm^3 = subleukämisches Bild, häufiger aber zwischen 40 und 500 000/mm^3 = leukämisches Bild. Schon die Blutkörperchensenkung zeigt dann einen weißen Ring als obere Begrenzung der Blutsäule, bestehend aus den vermehrten Granulozyten.
Im *Blutausstrich* finden sich massenhaft Granulozyten, wie sonst nur im Markpunktat, unter ihnen etwa ein Drittel unreife Granulozyten, Myeloblasten bis Metamyelocyten, die sonst nicht im Blut vorkommen und zwei Drittel der reiferen Formen mit Vermehrung von eosinophilen und basophilen. Stärkere Basophilie gilt als ungünstiges prognostisches Zeichen. Häufig sind auch die Monozyten vermehrt. Die Granulozyten zeigen insgesamt kaum Formabweichungen gegenüber ihren normalen Vorbildern, abgesehen von ungleichmäßiger Größe und abnormer Plasmagranulation. Mit Funktionsstudien kann jedoch ihre funktionelle Minderwertigkeit gezeigt werden. Eine Anzahl von mehr oder weniger typischen biochemischen Befunden erklärt sich aus dem vermehrten Zerfall der Zellen, wie die Vermehrung von Vitamin B$_{12}$, von Lysozym und von Lactatdehydrogenase im Serum. Praktisch differentialdia-

---

[1] Häufiger bei Kindern findet sich eine im ganzen seltene Form der CML ohne den Ph$_1$-Defekt mit schlechterer Prognose.

gnostischen Wert zur Unterscheidung von Polyzythämie, Myelofibrose und leukämoider Reaktion besitzt die Bestimmung der alkalischen Phosphatase der Granulozyten, die in 80% der Fälle erniedrigt ist (Normwert: 10–100). *Als Beweis gilt der Befund der Ph_1-Chromosomenanomalie in Blut- oder Knochenmarkszellen.* Die Untersuchung ist aufwendig. Der Befund bleibt auch nach therapeutischer Remission bestehen. Nur in einzelnen Fällen wird die Anomalie auch bei anderen Blutkrankheiten, wie Polyzythämia vera, megakaryozytäre Myelose und Myelofibrose bzw. Osteomyelosklerose, gefunden. CGL ohne Ph_1-Chromosom kommt selten, besonders bei Kindern, vor. Der Verlauf ist bösartiger.

Daneben besteht eine meist normochrome Anämie mit Anisozytose, deren Schwere vom Krankheitsfortschritt abhängt. Die Retikulozytenzahl ist niedrig. Etwa ein Drittel der Fälle zeigt anfänglich eine Thrombozytosis. Zugrunde liegt ihr eine gleichzeitige Proliferationssteigerung der Megakaryozyten. In diesen Fällen, deren Prognose ungünstig ist, muß die Differentialdiagnose gegenüber der megakaryozytären Myelose durch Myelotomie angestrebt werden.

3.10.3.2.3 Knochenmarksbefund

Gewöhnlich sind die Markräume von dichten Zellmassen aus heranreifenden Granulozyten ausgefüllt, die die Erythrozytopoese, oft auch die Megakaryozyten, verdrängen. Ausnahme: Megakaryozytenreiche Fälle, die vom Vollbild der megakaryozytären Myelose nicht immer sicher unterschieden werden können. In diesen Fällen kommt es eher zur Entwicklung von Myelofibrose und Osteomyelosklerose. Herdförmige Megakaryozytenansammlungen können die bei dieser Krankheit nicht seltenen umschriebenen Osteolysen verursachen, die zu Knochenschmerzen und Spontanfrakturen führen können.

Harnsäure: Der Harnsäurewert im Serum, abhängig vom Zellzerfall, ist erhöht.

3.10.3.2.4 Differentialdiagnose

Leukämoide Reaktion, Polyzythämia vera, megakaryozytäre Myelose, Myelofibrose, Osteomyelosklerose.
Die Diagnose der chronisch granulozytäre Leukose ist mit einfachen Mitteln zu stellen. Nur in Frühfällen und besonderen Verlaufsformen ist sie zweifelhaft. Dann ist eine Untersuchung in diagnostischen Spezialabteilungen nötig.

3.10.3.3 Krankheitsbild

Frühstadium. Die Krankheit entwickelt sich allmählich und unmerklich. Der Diagnosestellung geht wahrscheinlich ein monate- bis jahrelanges latentes

Stadium voraus. Die Kranken schwitzen leichter, die Haut fühlt sich feuchtwarm an, die Körpertemperatur ist leicht erhöht. Die Verwechslung mit „Grippe" liegt umso näher, als banale Infekte häufiger auftreten. Die Patienten fühlen sich allmählich schwächer und klagen manchmal über ein druckempfindliches Brustbein. Die Milzvergrößerung macht sich oft erst durch ein Druckgefühl bei längerem Sitzen bemerkbar. Kleine Milzinfarkte kommen vor, sie werden leicht mit Seitenstechen, Pleuritis oder Herzbeschwerden verwechselt. Die Kenntnis dieser Stadien ist mangelhaft, denn selten wird jetzt bereits die Diagnose gestellt. Man kennt Fälle mit Ph_1-Chromosomenanomalie, in denen nach Jahren erst eine CGL manifest wurde.

Vollbild. Die Anämie zusammen mit Zwerchfellhochstand durch Milz- und Lebervergrößerung macht den Kranken starke Atemnot und Herzbeklemmung. Durch mechanische Kompression der großen Körpervenen werden Einflußstauungen in der oberen und unteren Körperhälfte mit Pleuraergüssen oder Ascites begünstigt. Nicht selten sind leukämische Infiltrate der serösen Häute an ihnen beteiligt, das Punktat ist meistens hämorrhagisch. Die Infiltrate verursachen auch Gallenstauung mit leichtem Ikterus und quälendem Hautjucken. Die Milzvergrößerung bedrängt den Magen und die Mesenterialwurzel; Magendruck, Blähungen, Verstopfung und Durchfälle sind die Folge. Infiltrate der Nierenkapsel, des Nierenparenchym und des Nierenbeckens führen zu Schmerzen, Albuminurie, Hämaturie und Zylindrurie, schließlich zu Urämie. Letztere ist oft auch abhängig von Harnsäureablagerungen in diffuser oder Steinform. Infiltrate der Nervenscheiden können segmentale Schmerzzustände und Empfindungsstörungen hervorrufen. Leukozytenwerte über 100000 begünstigen die Thromboseneigung. Häufige Folgen davon sind quälender Priapismus oder Hirnblutung.

Die *Endstadien* sind gezeichnet von schwerer Anämie mit Herzinsuffizienz, großen Flüssigkeitsansammlungen in den Körperhöhlen und unstillbaren Blutungen. Schwere Zwischenfälle entstehen durch Milzinfarkte. Die abnehmende Infektresistenz begünstigt eitrige Infektionen jeder Art. Schwer zu beherrschen sind Pneumonien.

Myeloblastenschub. In 80% der CGL entwickelt sich nach jahrelangem Verlauf eine akute myeloblastische Leukämie mit allen Erscheinungen der primären Form dieser Krankheit. Der deshalb als „finaler" Blastenschub bekannte Zustand ist schwer zu beeinflussen. Sein Auftreten sagt das in wenigen Wochen bevorstehende Ende voraus.

Prognose. Die Krankheit führt, von mehreren therapeutischen Remissionen unterbrochen, zum Tod innerhalb von durchschnittlich 3–4 Jahren. In einzelnen Fällen besteht sie länger als 10 Jahre. Dieser lange Zeitraum macht die Krankengeschichte reich an komplizierenden Episoden. Wenn der behandelnde Arzt es versteht, sich von vorneherein auf diese mühevolle, aber dankbare Aufgabe einzustellen, wird es ihm eher gelingen, den Kranken auf seinem langen Weg durch Hoffnung und Mißhelligkeiten zu begleiten. Der rasche Wechsel von Ärzten, Krankenhäusern und Wundermännern, dem wir immer häufiger begegnen, wird nicht nur mit Enttäuschungen bezahlt. Werden die Möglichkeiten der Zusammenarbeit von hausärztlichen und klinischen Partnern gut genutzt, so besteht Aussicht, solchen Kranken mit kurzen Unterbrechungen jahrelang die Bewegungsfreiheit zwischen Haus und Beruf zu erhalten.

3.10.3.4 Therapie

Die Forderung nach frühestmöglicher Behandlung ist nicht unumstritten. Solange es keine Heilung gibt, wird man im individuellen Fall zunächst versuchen, durch Verlaufskontrollen ein Urteil über das schnelle oder langsame Fortschreiten der Krankheit zu gewinnen. Da manche Fälle jahrelang unbehandelt kaum eine Verschlimmerung zeigen, und da ein längerer Gebrauch der wirksamen Medikamente mit schweren Folgen bezahlt werden muß, muß der Beginn der zytostatischen Therapie von drohenden unmittelbaren Folgen der Krankheit abhängig gemacht werden. Solche sind: Fortschreitende Anämie und Blutungsneigung durch die Knochenmarksinfiltration, Beschwerden und Gefahren der Milzvergrößerung oder anderweitiger Organinfiltrationen, oder Vermehrung der Leukozyten über $100000/mm^3$, mit Folgen für den Kapillarkreislauf und die Infektabwehr.
Die in dieser Weise eingesetzte Behandlung kann im einzelnen Fall nicht nur ein besseres, sondern auch längeres Leben herbeiführen. Heilungen sind nicht bekannt.

Transfusionen. Wiederholte kleine Vollbluttransfusionen bewähren sich in Fällen, die zunächst allein wegen ihrer Anämie behandlungsbedürftig sind. Große Transfusionen kommen bei bedrohlicher Blutung in Frage.
Milzbestrahlung, Urethan oder $_{32}P$, früher oft angewendet, sind der modernen Chemotherapie unterlegen. Isolierte Milzbestrahlung kommt in Frage, wenn behandlungsbedürftige Milzvergrößerung nach Chemotherapie fortbesteht.

Chemotherapie. Busulfan, zu Beginn 6–8 mg/täglich oral für 14 Tage, dann Reduzierung auf Erhaltungsdosis von 2–6 mg/täglich oral. Bei Fehlen von Nebenerscheinungen Fortsetzung der Behandlung für 3–5 Monate. Wiederaufnahme der Therapie bei Krankheitsfortschritt. Sofortige Unterbrechung, wenn die Leukozytenzahlen unter 20000, die Plättchenzahlen unter $100000/mm^3$ absinken. In den vorneherein thrombopenischen Fällen wird Cyclophosphamid vorgezogen, die Anfangsdosis sollte 100 mg/Tag nicht überschreiten und nach fortlaufenden Blutbildkontrollen weiter orientiert werden. Zahlreiche andere Schemata der zytostatischen Behandlung sind empfohlen worden, Nebenwirkungen kommen überall vor. Busulfan verhilft zu den besten Remissionen. Ob es die Entwicklung von Myelofibrose oder

Osteomyelosklerose beschleunigt, ist eine noch offene Frage. Lungenfibrose, Hautpigmentationen, Hypogonadismus und Addisonismus sind bekannte Folgen.

Splenektomie soll nur bei schwerer hämolytischer Anämie, Thrombozytopenie und unerträglicher Milzvergrößerung erwogen werden.

Anämiebehandlung. Eisen- und Folsäuremangel können Substitution erfordern. In der Regel bessert sich die Anämie durch die Chemotherapie. Bei aplastischen Störungen ist ein Versuch mit Oxymetholon angebracht.

Gicht. Reichliche Flüssigkeitszufuhr und Allopurinol, ein- bis dreimal 100 mg/täglich oral, sind in jedem Fall zusammen mit dem Beginn von zytostatischer Behandlung erforderlich. Weiterbehandlung nach Maßgabe der Harnsäurewerte. Verhalten im Gichtanfall wie bei primärer Gicht.

Schwangerschaft. Zytostatika dürfen während der Gravidität nur in Notfällen mit rapidem Krankheitsfortschritt verwendet werden. In einzelnen Fällen ist es auch unter solcher Behandlung zu einer normalen Geburt gekommen.

Priapismus. Die Möglichkeiten konservativer Therapie sind wegen der gleichzeitig bestehenden Blutungsneigung beschränkt. Wegen der Nekrosegefahr ist in jedem Fall Klinikeinweisung erforderlich. In Einzelfällen hat sich fibrinolytische Behandlung mit Streptokinase bewährt. Lokale Heparininjektionen haben die Erwartungen nicht erfüllt. In hartnäckigen Fällen ist chirurgisches Eingreifen erforderlich.

3.10.4 Myelofibrose und Osteomyelosklerose
(Agnogenic Myeloid Metaplasia = AMM bzw. Leukoerythroblastic Anaemia with Myelosclerosis)

3.10.4.1 Definition und Häufigkeit

Beide Bezeichnungen gelten verschiedenen Verlaufsformen einer Störung, die mit fortschreitender bindegewebiger Umwandlung des Knochenmarkes, mit oder ohne Neubildung von primitivem Knochen, zum völligen Erlöschen der normalen Knochenmarkstätigkeit führt. Diese Störung geht unter noch nicht vollständig aufgeklärten Bedingungen hervor aus den myeloproliferativen Krankheiten im engeren Sinne, aus der megakaryozytären Myelose (69 bzw. 86%), Polyzythämia vera (17 bzw. 5%) und der reifzelligen granulozytären Myelose (14 bzw. 9%). Der gemeinsame Nenner dieser Grundkrankheiten ist die Vermehrung von atypischen Megakaryozyten im Knochenmark, zusammen mit vermehrtem Zelluntergang, entzündlichen Veränderungen und Kapillarsprossung.

Die Grundkrankheit breitet sich auch während des Verlaufs der fibrotischen Markerkrankung in den extramedullären Organen in einer charakteristischen

Form, mit megakaryozytenreichen Infiltraten, weiter aus. Dabei kommt es zu Bindegewebsvermehrung, jedoch nicht zu einer bindegewebigen Umwandlung wie im Knochenmark. Diese, unter Mitwirkung lokaler immunologischer Vorgänge sekundär entstanden, kann den Verlauf der genannten myeloproliferativen Störungen in ein eigenartiges und einheitliches Krankheitsbild umformen.

Diese Folgen können frühzeitig auftreten aus unbekannten Gründen sowohl, als auch unter Mitwirkung von Chemotherapie, Strahlenschäden und Miliartuberkulose. Häufiger entwickeln sie sich erst nach jahrelangem Bestehen der Grundkrankheit. Die extramedulläre Myeloproliferation ist nicht, wie früher angenommen, ein Ausgleichsversuch der Natur für die Knochenmarkszerstörung, sondern das Fortschreiten der neoplastischen Grundkrankheit, die alle blutbildenden Organe einbezieht und nicht selten über System- und Organgrenzen tumorartig sich hinwegsetzt.

Die Krankheit betrifft alle Lebensalter, Kinder jedoch selten. Am häufigsten tritt sie zwischen dem 35. und 70. Lebensjahr auf, der Häufigkeitsgipfel liegt im 7. Lebensjahrzehnt. Unter den jüngeren Fällen sind mehr Männer, unter den älteren mehr Frauen. Je früher der Krankheitsbeginn, desto chronischer im allgemeinen der Verlauf. Etwa gleichviel Kranke leben kürzer als 1 und länger als 9 Jahre nach dem Symptomenbeginn. Die Mehrzahl der Kranken lebt 1–9 Jahre lang. Wie ihre myeloproliferativen Vorläufer, gehören Myelofibrose und Osteomyelosklerose zu den selteneren, jedoch langlebigen Störungen.

3.10.4.2 Diagnose

Beim Vorausgehen von reifzelliger granulozytärer Myelose oder Polyzythämie wird die Myelofibrose nicht selten entweder für ein durch die Therapie erzeugtes aplastisches Stadium gehalten oder für eine Myeloblastose. Wer histobioptische Knochenmarksuntersuchungen durchführt, kann solche Irrtümer vermeiden und den Übergang von typischer Myeloproliferation in Myelofibrose und Osteomyelosklerose beobachten.

Die Diagnose muß bei jeder Verschlechterung einer Polyzythämia vera oder granulozytären Myelose, aber auch bei sub- bis aleukämischen und anämischen Kranken mit großer Milz, erwogen werden.

3.10.4.2.1 Beschwerden und körperlicher Zustand

Frühfälle. Uncharakteristisches Bild mit Allgemeinerscheinungen, die der reifzelligen granulozytären Myelose gleichen. Bemerkenswert sind rheumatische Beschwerden. Isolierte, oft nur geringe Milzvergrößerung.

Spätfälle. Anämie, Kachexie, riesige Spleno-Hepatomegalie, Blutungsneigung vom thrombopenischen Typ, unter Umständen Oesophagusvarizen mit Ascites. Röntgenologisch entweder Osteoporose oder unscharfe Osteoskleroseherde, überwiegend am Stammskelett.

3.10.4.2.2 Blutbefunde

Frühfälle. Auffallende Senkungsbeschleunigung.

Blutbild: Normochrome Anämie, Leukopenie oder geringe Leukozytose, Thrombozyten erniedrigt, häufiger zwischen 400 und 600000, selten zwischen 1 und 2 Millionen. Im Blutausstrich stärkere Aniso- und Poikilozytose, Schizozyten in Birnen- oder Tränenform. Meist einige Erythroblasten. Durchgehend und mäßig linksverschobene Granulozytopoese.

In **Spätfällen** häufiger hypochrome Anämie und Leukozytose, selten Zellzahlen bis $100000/mm^3$ erreichend. Thrombozytopenie. Ausstrich: Starke Anisozytose und Poikilozytose, Target-Zellen, viele tränenförmige Schizozyten, zahlreiche Erythroblasten, meist 2–10% Myeloblasten und Promyelozyten. Starke Senkungsbeschleunigung.

3.10.4.2.3 Knochenmarksbefund

Punktionsversuche sind erfolglos. Die Diagnose wird ausschließlich durch die Histobiopsie (Myelotomie) gesichert. In Frühfällen dichtzelliges, kapillarreiches Mark wie bei megakaryozytärer Myelose bzw. den megakaryozytenreichen Fällen von Polyzythämie oder granulozytärer Myelose, zusammen mit gleichmäßiger Vermehrung von Faserbündeln. In Spätfällen: Dichte Faserfilze zwischen zahlreichen Kapillaren, dazwischen Nester von polymorphen, häufig nekrotischen Megakaryozyten, Mengen von im Gewebe liegengebliebenen Thrombozyten, einzelne Nester von Myeloblasten und Erythroblasten, Vermehrung von Gewebsmastzellen, Plasmazellen und Lymphozyten. Osteoporose mit weiten Markräumen: Myelofibrose, oder Geflechtknochenneubildung mit engen Markräumen: Osteomyelosklerose.

3.10.4.2.4 Weitere Befunde

Funktionelle Prüfungen der Granulozyten zeigen häufig Störungen wie bei der reifzelligen granulozytären Myelose und unregelmäßige Chromosomendefekte wie bei der Polyzythämie. Die Philadelphia$_1$-Chromosomenanomalie findet sich in einzelnen Fällen. Die biochemischen Befunde sind uncharakteristisch, teils der granulozytären Myelose, teils der Polyzythämie ähnlich. Häufiger ist der Serumeisenspiegel erhöht.

Alkalische Phosphatase der Granulozyten: In etwa 80% der Fälle normal bis erhöht, im Gegensatz zur reifzelligen granulozytären Myelose. Erniedrigte alkalische Leukozytenphosphatase schließt die Diagnose jedoch nicht aus.

Untersuchungen der Erythropoese und der Eisenstoffwechsels zeigen ein stark erhöhtes Plasmavolumen, abhängig von der Milzvergrößerung, einen beschleunigten Eisenumsatz, abnorme Hämatopoese in den Röhrenknochen, in Milz und Leber sowie verstärkte Erythrozytolyse, besonders in der Milz.

3.10.4.2.5 Differentialdiagnose

Megakaryozytäre Myelose ohne Myelofibrose, Osteosklerosen bei Knochenmarkskarzinose, bei Morbus Paget und bei Morbus Albers-Schönberg, Lymphogranulomatose und andere maligne Krankheiten der lymphoretikulären Gewebe.

Sekundäre, entzündliche oder toxische, auch allergische Myelofibrosen sind selten. Sie erreichen kaum je die Ausdehnung der Myelofibrosesyndrome bei Myeloproliferation, auch fehlt die Beteiligung der extramedullären Organe. Eine geringfügige Fibrosklerose des Knochenmarkes besitzt keinen selbständigen Krankheitswert.

3.10.4.3 Krankheitsbild

Die „idiopathischen" Fälle, bei denen es sich überwiegend um undiagnostizierte symptomenarme megakaryozytäre Myelosen handelt, kommen gewöhnlich erst im Zustand der Myelofibrose oder Osteosklerose zur Untersuchung. Mit zunehmender Aufmerksamkeit findet man auch Frühfälle, deren Verlauf erst nach Monaten oder Jahren in das früher allein bekannte, voll entwickelte Krankheitsbild übergeht. Die Krankheit beginnt langsam, sie kann in diesem Stadium einem frühen Stadium der reifzelligen granulozytären Myelose oder der echten Polyzythämie sehr ähnlich sein. Doch ist die Neigung zu Fieberschüben und zu rheumatischen Schmerzen stärker ausgeprägt. Nur in wenigen Fällen kommt es im Laufe von Monaten zu einem Bild, das mit der voll entwickelten Polyzythämie oder granulozytären Myelose verwechselt werden könnte. Die Erscheinungen der Polyzythämie machen dann entweder spontan oder nach einem Therapieversuch einer Anämie Platz. Die Leukozytenzahlen steigen selten über 30000, sie erweisen sich ebenfalls als höchst sensibel gegen Bestrahlung oder Chemotherapie. Würden die Thrombozyten häufiger gezählt, so würde in viel mehr Fällen ihre Erhöhung auf den Weg zur richtigen Diagnose führen. Nur bei malignen Verläufen besteht von Anfang an oder entwickelt sich rasch eine Thrombozytopenie.

Der weitere Verlauf ist von dem der Fälle, die aus einer meistens schon jahrelang bestehenden, typischen Polyzythämie oder granulozytären Myelose hervorgehen, nicht zu unterscheiden.

Drei Erscheinungen prägen in wechselnder Schwere das Krankheitsbild:
1. Die schwer beeinflußbare Anämie, die aplastischen oder hämolytischen Charakter haben kann. Sie führt zu fortschreitender Hinfälligkeit und zu-

sammen mit Minderwertigkeit der Granulozyten und Anitkörpermangelsyndrom zu Resistenzschwäche. Anämische Herzinsuffizienz ist häufig, um so mehr als eine starke Vermehrung der Blutplasmamenge die Herzarbeit zusätzlich vergrößert.
2. Der riesige Milz-Lebertumor, der durch Therapie kaum kleiner wird und dessen Größe darum auf die Dauer fast jede andere Hepatosplenomegalie übertrifft. Er bereitet durch Kapselspannung allmählich unerträgliche Schmerzen, behindert die Atmung, die Herzleistung und die Verdauung. Er staut das linke Nierenbecken und bildet durch häufige Infarkte und die Gefahr der Stieldrehung eine ständige Bedrohung. Er verursacht mehr oder weniger schwere Hämolyse. Durch den enorm gesteigerten Blutzufluß zur Leber entsteht Stauungszirrhose mit den Folgen von Oesophagusvarizen und Ascites.
3. Die thrombozytopenische, thrombopathische und plasmatische Blutungsneigung, deren Ursachen und Folgen schon bei der Polyzythämie erwähnt wurden. Sie sind dieselben, erschwert durch das hohe Risiko der Oesophagusvarizenblutung.

Prognose. Unter diesen Bedingungen tritt die zugrundeliegende myeloproliferative Störung, im Mark von der Fibrose niedergehalten, nicht mehr selbständig hervor. Man könnte sie vergessen, würde sie nicht in etwa 7% der Fälle auch hier noch zum terminalen Myeloblastenschub und, in 10% der Fälle zum Bild der tumorösen megakaryozytären Myelose in Lymphknoten, Retroperitonealraum, Pleura, Perikard, Nieren, Nebennieren oder Zentralnervensystem führen. Im ganzen aber ist es berechtigt, die Myelofibrose und Osteomyelosklerose als eine, rein zeitlich gesehen, eher gutartige Variante der Myeloproliferation zu betrachten. Einzelne Fälle haben 30–40 Jahre nach Krankheitsbeginn überlebt. *Solche Fälle sind singuläre Beispiele für die psychischen und physischen Kompensationsmöglichkeiten fast aller Arten von hämatologischen Defekten und Komplikationen.*
Von diesem Bild ist die akute Verlaufsform der Myelofibrose und Osteomyelosklerose verschieden. Sie führt unter den Erscheinungen der akuten Knochenmarksinsuffizienz zum Tod. Zugrunde liegt meistens eine malignere Form der megakaryozytären Proliferation. Besonderes Interesse bietet das akute Fortschreiten der Fibrose in Fällen, die mit Lymphknoten- oder Miliartuberkulose kompliziert waren. Dieses nicht seltene Zusammentreffen erfordert besondere therapeutische Wachsamkeit.

3.10.4.4 Therapie

Die Behandlung von Frühfällen hat experimentellen Charakter, ihr Erfolg ist noch nicht an einem größeren Material gesichert. Das Ziel ist die Unterdrückung der Myeloproliferation, ohne doch die Faserbildung durch eine zu rasche Zellzerstörung zu fördern. Zu diesem Zweck kommen niedrig dosierte zytostatische Chemotherapie zusammen mit Immunsuppression zur Anwendung. Die Indikationsstellung und Programmierung ist Sache der klinischen Spezialabteilung.

Im allgemeinen gilt noch der Grundsatz, nicht die Krankheit, sondern die Symptome zu behandeln.

Splenektomie. In einigen Zentren wird die Milz frühzeitig entfernt. Die Maßnahme rechtfertigt sich durch die Häufigkeit der späteren Komplikationen durch den therapeutisch sonst kaum beeinflußbaren Milztumor, die dann die Operation unter größtem Risiko erzwingen. Je größer die Milz, desto risikoreicher ihre Entfernung. Nötig ist vorherige Beseitigung der Thrombozythämie. Die unmittelbaren Resultate sind eher günstig, die Spätresultate noch nicht sicher zu beurteilen.

Anämiebehandlung. Bei überwiegend hämolytischem Charakter Prednison, Anfangsdosis 50 mg/täglich oral, oft als niedrig dosierte Langzeitbehandlung erfolgreich. Bei schwerer Hämolyse ist die Splenektomie nicht selten erfolgreich.

Bei überwiegend aplastischem Charakter: Oxymetholon 50–100 mg/täglich oral.

Blutungs- und Thrombosekomplikationen. Transfusionen, die die Gefahr der Hämolyse verstärken, sollen nur bei vitaler Indikation angewendet werden. Eine Thrombozythämie muß beseitigt werden, am besten mit ^{32}P oder mit Busulfan, in der unter megakaryozytärer Myelose erwähnten niedrigen Dosierung.

Im übrigen erfordern die erwähnten komplizierenden Krankheiten und ihre akuten Zwischenfälle die ganze Aufmerksamkeit und Ausrüstung der modernen Klinik. Trotzdem ist es, in Anbetracht der Krankheitsdauer, auch hier das selbstverständliche Ziel, Krankenhausaufenthalte auf kurze Episoden der Diagnostik, Therapieeinstellung, der Therapiebeobachtung und der Komplikationsbehandlung zu beschränken. Es gilt grundsätzlich das zur Behandlung der reifzelligen granulozytären Myelose Gesagte.

3.11 Reifzellige lymphatische Leukämie
(chronische lymphatische Leukämie,
Chronic Lymphocytic Leukemia = CLL)

3.11.1 Definition und Häufigkeit

Die reifzellige lymphatische Leukämie ist eine generalisierte, unkontrolliert fortschreitende, proliferierende Störung der lymphatischen Gewebe mit Vermehrung von kleinen Lymphozyten im Blut. Sie führt zur Vergrößerung der Lymphknoten, der Milz und der Leber. Die Lymphozyten infiltrieren das Knochenmark und viele andere Organe, oft auch die Haut. Sie vermehren sich mehr durch ihre abnorm lange Lebensdauer als durch Zellneubildung. Zu vielen normalen immunologischen Leistungen sind sie unfähig. Die Krankheit führt durch Unterdrückung der normalen Blutbildung und Ausfall von immunologischen Funktionen langsam zum Tod.

Häufigkeit. CLL = nächst der CGL die häufigste Leukämieform. Sie kommt vor allem im 4. bis 7. Lebensjahrzehnt vor, Gipfel im 7. Lebensjahrzehnt, doppelt so häufig bei Männern als bei Frauen. Ihr Vorkommen steht in keinem Zusammenhang mit chemischer oder Strahlenwirkung. Familiäres Auftreten ist gesichert, ebenso wie die Disposition zur Entwicklung verschiedenartiger Tumoren bei diesen Kranken. Weitere Anhaltspunkte für die Wirksamkeit genetischer Faktoren ergeben sich aus der unterschiedlichen Morbidität bei verschiedenen Rassen und dem Auftreten von Störungen der Immunglobulinproduktion bei den Kranken sowohl als auch bei ihren Angehörigen.

3.11.2 Diagnose

3.11.2.1 Beschwerden und körperlicher Zustand

Die Diagnose ist mit einfachen Mitteln zu stellen. In vielen Fällen wird die Krankheit zufällig anläßlich einer Blutkontrolle entdeckt. Meistens ist eine symmetrische Lymphknotenvergrößerung zusammen mit gering herabgesetzten Allgemeinbefinden das erste Anzeichen. Die voll entwickelte Krankheit wird sofort vermutet, wenn der Patient ein blasser alter Mann ist, mit symmetrischen Lymphomen am Hals, unter der Achsel und in der Leiste, Milz und Leber indolent, glatt und fest vergrößert. Flache, blasse, beetförmige Anschwellungen der Haut im Gesicht und am Stamm sind weniger häufig, in der Erscheinung ziemlich typisch. Stark juckende, ekzemartige Erythrodermien kommen vor.

3.11.2.2 Blutbefunde

Normo- bis hypochrome Anämie, Leukozytose zumeist mit Werten unter 100000, aleukämische Fälle kommen vor ebenso wie Leukozytenzahlen bis zu $500000/mm^3$. In jedem Fall finden sich im Blutausstrich fast ausschließlich kleine, besonders gleichförmige Lymphozyten mit runden und grob strukturierten Kernen. Das Überwiegen eines größeren Zelltyps mit größeren Nukleolen eröffnet eine schlechtere Prognose. Die leukämischen Zellen, besonders die größeren von ihnen, zerfließen beim Ausstreichen leicht zu den sog. Gumprecht'schen Schatten. Thrombozytopenie findet sich in fortgeschrittenen Fällen, ebenso wie Hämolyse. Das Verhalten der Blutkörperchensenkung ist nicht charakteristisch.

3.11.2.3 Knochenmarksbefunde

Das Knochenmark ist in typischen Fällen fast ausschließlich von dichtgelagerten Lymphozyten besiedelt, die den im Blut vorkommenden gleichen. Dazwischen einzelne unreife lymphatische Zellen und zarte Fibrosklerose. Deshalb ist der Punktionsversuch oft unergiebig. Die histologische Untersuchung gibt genaueren Aufschluß zur Differentialdiagnose und über das Ausmaß der Infiltration in Frühfällen, die im Gegensatz zu entzündlicher Lymphozytenvermehrung aus unscharf begrenzten Infiltraten von gleichförmiger Zusammensetzung besteht.

3.11.2.4 Immunglobuline

Typisch ist die Hypogammaglobulinämie, die eine Verminderung der Antikörper bis zum vollständigen Antikörpermangelsyndrom einschließt. Daneben finden sich Autoantikörper mit kälteagglutinierenden und hämolysierenden Eigenschaften.

3.11.2.5 Differentialdiagnose

Die aleukämische lymphatische Leukose mit ausschließlichem Knochenmarks- und Lymphknotenbefall ist eine Variante der reifzelligen lymphatischen Leukämie. Die Unterscheidung zwischen sub- oder aleukämischer CLL und Lymphosarkom, Morbus Brill-Symmers, Morbus Waldenström, Sézary-Syndrom, Haarzell-Leukämie bzw. kleinzelliger Retikulose und Lymphogranulomatose erfordert klinische, besonders bioptische Untersuchungen. Entzündliche Lymphome, wie Tuberkulose, Morbus Bang, Lues, Toxoplasmose, infektiöse Mononukleose u. a. sind bei älteren Menschen zwar seltener, aber nicht ausgeschlossen. Leukozytenzahlen bis zu 60000 mit Überwiegen von Lymphozyten kommen dabei, wenn auch selten, vor.

3.11.3 Krankheitsbild

Meistens beginnt die Krankheit mit symmetrischer Anschwellung der Halslymphknoten. Die tastbare Vergrößerung kann sich jahrelang auf bestimmte Lymphknotengruppen beschränken. Die Milz wird oft erst später tastbar, sie wird kaum je so groß wie bei der CGL oder Myelofibrose. Monate- bis jahrelang kann auch die Leukozytenvermehrung gering bleiben. Am Ende findet sich doch in fast allen Fällen die typische Leukozytose mit generalisierten Lymphomen und großer Milz. Beschwerden können dabei lange Zeit fehlen. Das Allgemeinbefinden bleibt gering beeinträchtigt, es wird später vor allem von der Anämie stärker betroffen. Sie ist gewöhnlich sowohl aplastischer als auch hämolytischer Art. Die geringere Anpassungsfähigkeit im hohen Alter läßt auch die Herz-Kreislaufwirkungen der Anämie stärker zur Geltung kommen. Dasselbe gilt von der die lymphatische Markinfiltration begleitenden Osteoporose, die gelegentlich bis zu Wirbelzusammenbrüchen führt. Die direkten Folgen der Lymphome sind meistens nicht erheblich. Mediastinale Verdrängung mit Pleuraergüssen oder Lymphome am Leberhilus mit Gallenstauung kommen vor. Häufiger sind mesenteriale Venenthrombosen und Phlebothrombosen in Beckenbereich durch Lymphome. Lymphatische Infiltrate der serösen Häute und lockeren Bindegewebe können verschiedenartige Erscheinungen erzeugen, besonders neuralgischer oder neuritischer Art. Der Befall von Speichel- und Tränendrüsen ruft das sog. Mikulicz-Syndrom hervor. In einigen Fällen machen sich größere, mitunter elephantiasisartige Infiltrate der Haut besonders störend bemerkbar.

Prognose. Sie ist in der Mehrzahl der Fälle, besonders bei Frauen, ziemlich günstig. Die durchschnittliche Überlebenszeit beträgt etwa 4 Jahre, mit großen individuellen Schwankungen bis zu etwa 20 Jahren. Solchen Fällen stehen „maligne", kurzlebige Verläufe gegenüber. Heilungen sind nicht bekannt.
Final treten thrombozytopenische Blutungsneigung und Infektanfälligkeit in den Vordergrund. Diese zeigt sich oft schon frühzeitig an durch Infekte der oberen Luftwege, Neigung zu Mykosen und zu rezidivierendem Herpes zoster. Die häufigsten Todesursachen sind Infektion, Kachexie und Blutung. Gelegentlich kommt es zur Entwicklung von akuter Leukämie, von Lymphosarkom oder Retikulosarkom.

3.11.4 Therapie

Konservativ. Die Krankheit wird erst behandelt, wenn sie erkennbar fortschreitet oder zu Komplikationen führt. Bis dahin, unter Umständen jahrelang, kann regelmäßige Kontrolle des körperlichen Befundes und des Blutbildes genügen. Wenn lediglich die Lymphozytenzahl ansteigt, zusammen mit langsamer Zunahme der Anämie und Hämolyse, kann mit täglichen Dosen von 5–10 mg Prednison manchmal nochmals für Jahre ein Stillstand erzielt werden. Treten Milzvergrößerung, herdförmige Lymphome und ansteigende Lymphozytenzahl in den Vordergrund, kann die alleinige Bestrahlung von Milz und größeren Lymphknotenpaketen mit Einzeldosen von 5–20 R bis zu einer Gesamtdosis von 1000 R wiederholt Remissionen auslösen. Ähnliches gilt für Hautinfiltrate. Eine besondere Form der Strahlentherapie ist die extrakorporale Blutbestrahlung.

Zytostatika. Deutliches Fortschreiten von generalisierten Lymphomen oder Infiltraten zusammen mit fortschreitender Anämie erfordert zytostatische Behandlung. Bevorzugt wird Chlorambucil 10 mg/Tag oral für 14 Tage, dann 2–4 mg/Tag bis zur Dauer von einigen Monaten, in Kombination mit Prednison, 10 mg täglich. Die Therapie sollte vor einer vollständigen Remission abgebrochen werden, jedenfalls aber bei Absinken der Leukozytenzahlen bis 15 000 oder Plättchenzahlen bis 60 000/mm^3.

Bei Vorwiegen der Thrombozytopenie oder Hämolyse kann die alleinige Anwendung von höheren Prednisondosen bis 100 mg täglich für einige Wochen erfolgreich sein. Begrenzt wird diese Möglichkeit durch die Infektneigung. Bei raschem Fortschreiten der Krankheit mit Übergang in ein unreiferes Zellbild wird die Anwendung von Cyclophosphamid empfohlen. Generell gilt das zur Bekämpfung von Hämolyse, Blutung und Antikörpermangelsyndrom früher Gesagte.

Zur Behebung der nicht seltenen Mangelerscheinungen an Eisen, Folsäure und Vitamin B_{12} ebenso wie zur sympotmatischen Behandlung von Antikörpermangelsyndrom, Blutung und Thrombose gilt das in früheren Abschnitten Gesagte.

Herpes zoster. Außer lokalen Anwendungen (Zinkschüttelmixtur, ev. Neomycin bei Sekundärinfektion) und Analgetika kommt ein Versuch mit Gammaglobulin, 3–5 ml intramuskulär, und Injektionen von Vitamin B_{12}, je 1000 µg i. m. an 3–5 aufeinanderfolgenden Tagen, in Frage.

Die Behandlung dieser Kranken sollte während der längsten Zeit im häuslichen Milieu erfolgen. Bei sorgfältiger Überwachung und Behandlung leben mehr als ein Drittel der Patienten länger als 10 Jahre, mehrere Jahre davon gewöhnlich ohne wesentliche Beeinträchtigung.

3.12 Unreifzellige Hämoblastosen
(akute Leukämie)

3.12.1 Definition und Häufigkeit

Es handelt sich um die schrankenlose Vermehrung von unreifen Zellen, die teilweise als atypische Varianten der verschiedenen Ursprungszellen der Hämatopoese, teilweise nur noch als undifferenzierte Blasten anzusprechen sind. Auch dann noch ist ihre Herkunft zu erkennen, denn sie wuchern zuerst im Knochenmark, in den übrigen blutbildenden Geweben und im Blut. Von dort breiten sie sich aus in die verschiedensten Organe. Sie vermehren sich rasch, mehr infolge von längerer Lebensdauer als besonderer Teilungsaktivität. Sie ersetzen in kurzer Zeit die normale Hämatopoese und erzeugen dadurch das Blutbild einer schweren aplastischen Anämie, damit in 90% der Fälle den Tod innerhalb von 6 Monaten herbeiführend. Die Leukämiezellen selbst erzeugen nur dort Krankheitserscheinungen, wo ihre Menge die normalen Gewebe verdrängt oder von der Blutzufuhr abschneidet. Die akuten Leukämien führen deshalb auch, wenn sie verschiedenen Zelltypen angehören, zu einem ziemlich einheitlichen Krankheitsbild, das sich grundsätzlich nur zwischen Kindern und Erwachsenen unterscheidet.

Häufigkeit. Nach einer neueren Zählung liegt sie zwischen 44 und 50/Million Einwohner/Jahr während des 1. und nach dem 6. Lebensjahrzehnt; im 3. Jahrzehnt bei 12/Million Einwohner/Jahr. Das männliche Geschlecht ist in allen Altersgruppen etwas häufiger betroffen. Ein in den USA festgestellter Anstieg der akuten Leukämien in den letzten Jahrzehnten, der seit der letzten Dekade nicht mehr fortschreitet, wird auf zunehmende Exposition der Bevölkerung gegen Strahlen und chemische Einflüsse zurückgeführt, denen jetzt mit mehr Vorsicht begegnet wird. Daß Veränderungen im genetischen Material der Stammzellen die Ursache der akuten Leukämie darstellen und daß Viren und Strahlenenergie solche Veränderungen herbeiführen können, ist nachgewiesen. Unsicher ist die Rolle der Viren bei der Entstehung von menschlichen Leukämien.

3.12.2 Diagnose

3.12.2.1 Beschwerden und körperlicher Zustand

Wer sich das Bild der akuten Leukämie einmal eingeprägt hat, wird es leicht wieder finden bei dem Fieberkranken mit blaßgelblicher, feuchter Haut, kurzer Atmung, süßlichem Mundgeruch, blutige Borken an Lippen und Nasenlöchern, das Zahnfleisch bläulich verquollen, blaue Flecken an Armen und Beinen, Bewegungen matt: Die schwere Krankheit in einem noch wohlerhaltenen Körper. Der Gedanke an Agranulozytose, aplastische Anämie, Sepsis oder akuten viszeralen Rheumatismus tritt zurück, je deutlicher weiche und wenig druckempfindliche Schwellungen von Lymphknoten und Milz fühlbar werden.

3.12.2.2 Blutausstrich

In den meisten Fällen läßt sich die akute Leukämie im gefärbten Blutausstrich erkennen. Starke Anisozytose und Poikilozytose mit normochromen bis hyperchromen Erythrozyten deuten auf die schwere Störung der roten Blutbildung. Anstelle der normalen Granulozyten finden sich mehr oder weniger zahlreiche, oft massenhafte, unreife Zellen mit im Verhältnis zum Zelleib großem Kern. Zeichen der Unreife sind: Tiefblauer Zelleib ohne Granulationen, tiefblau-violetter Zellkern, großer Nukleolus. Die morphologischen Einzelheiten der Zellen unterscheiden sich erheblich je nach der vorliegenden Leukämie-Art. Typisch ist, daß die Zellen eines Kranken überwiegend dieselben Züge tragen — allerdings untermischt mit einigen Lymphozyten und Monozyten — und daß Übergänge von unreifen zu reiferen Zellen derselben Art fehlen.

Je mehr typische Blasten vorkommen, desto wahrscheinlicher die Leukämie-Diagnose. In aleukämischen Fällen ist die Unterscheidung von akuter Leukämie und aplastischer Anämie nicht möglich. Auch bei anderen schweren

Knochenmarksschäden können einige „Blasten" im Blut erscheinen und deshalb fälschlich an akute Leukämie denken lassen.

3.12.2.3 Knochenmark

Die Entscheidung bringt in jedem Fall die Knochenmarksuntersuchung. In den meisten Fällen zeigt schon der gefärbte Sternalpunktatausstrich das Überwiegen der neoplastischen atypischen Blutzell-Vorstufen. An der Diagnose der akuten Leukämie ist dann kein Zweifel mehr, vor allem, wenn es gelingt, anhand besonderer zytologischer Merkmale und eventuell zytochemischer Färbung die Artdiagnose zu stellen. Womöglich sollten jedoch zytologische und histologische Untersuchung in Form der Myelotomie am Beckenkamm kombiniert werden. Sie ermöglicht die genauere quantitative und qualitative Einschätzung der Störung und ihres Zusammenhangs mit den übrigen Markgeweben.

3.12.2.4 Quantitative morphologische Blutbefunde

Auch sie müssen sobald und so vollständig als möglich ermittelt und laufend kontrolliert werden, da sie den Krankheitsfortschritt bzw. den Erfolg oder die Nebenwirkungen der Behandlung anzeigen. Mindestprogramm: Hämatokrit, Hämoglobin, Zählung von Erythrozyten, Leukozyten und Thrombozyten im Kapillarblut. Normochrome Anämie und Thrombozytopenie sind die Regel; die Leukozyten können vermindert oder leukämisch vermehrt sein, meistens jedoch nicht über Werte von 60–100000/mm^3.
Die Blutkörperchensenkung ist stark bis sehr stark beschleunigt. Die Retikulozytenzahl ist niedrig.

3.12.2.5 Biochemische Befunde

spielen keine primär diagnostische Rolle. Sie sind unentbehrlich zum Ausschluß von Komplikationen, wie z.B. Leberfunktionsstörungen durch leukämische Infiltrate der portalen Felder; Hypalbuminämie, eventuell Immunglobulinmangel durch Verdrängung der proteinsezernierenden Zellen von Knochenmark, Leber und Lymphknoten; Urämie durch leukämische Infiltration des Nierenparenchym, Verstopfung der abführenden Harnwege oder Uratdiathese; Eisen- und Vitaminmangel.

3.12.2.6 Weitere Befunde

Besonders bei kindlichen akuten Leukämien spielt der Nachweis von Leukosezellen im Liquor eine bedeutende prognostische Rolle. Röntgenuntersuchungen sind erforderlich zum Ausschluß von Organverdrängung im Brust- und Bauchraum und, besonders bei Kindern, zum Ausschluß von frakturanfälligen Osteolysen.

Morphologie der wichtigsten akuten Leukämieformen im Knochenmarkspunktat

Bezeich-nung	Alters-präferenz	Zellver-teilung	Anteil von typischen Promyelo-zyten oder Monozyten	Zellgröße	Kern-plasma-verhältnis	Kernform	Nukle-olen	Auer-stäbchen	Kernpoly-morphie
Kleinzelli-ge (lym-phoblasti-sche?) Leukose	Kindes-alter	dicht	kaum	klein	hoch	rund	klein	–	gering
Lympho-blastische Leukose	ältere Er-wachsene	dicht	kaum	mittel	hoch	rund	groß	–	gering
Para-myelo-blastische oder myelo-blastische Leukose	jugendli-ches bis hohes Alter	locker bis dicht	Promyelo-zyten + +	mittel	mittel	rund, gekerbt, gebuchtet	mittel-groß	– bis + +	hoch
Mono-blastische (myelo- und mono-blastische Leukose)	mittleres bis höhe-res Alter	locker bis dicht	Monozyten + + Promyelo-zyten +	mittel	klein	gekerbt bis gelappt	mittel	– bis (+)	hoch

Promyelozytäre Leukose	mittleres bis höheres Alter	locker bis dicht	Promyelozyten +++ Monozyten +	groß	klein	rund bis gebuchtet	mittel	– bis +	mittel
Erythroblastische Leukose (Di Guglielmo)	höheres Alter	locker bis dicht	kaum	mittel bis groß	mittel	rund	groß, polymorph	–	hoch mit vielen mehrkernigen Zellen
Megakaryoblastische Leukose	höheres Alter	locker bis dicht	mittelgradig	groß	mittel	rund bis gekerbt	groß, bizarr	–	hoch, sehr viele mehrkernige Zellen

111

3.12.2.7 Differentialdiagnose

Die Abtrennung von Agranulozytose, aplastischer Anämie, Sepsis mit Verbrauchskoagulopathie oder Erythematodes visceralis acutus ist meistens aus der Vorgeschichte, dem körperlichen Befund und elementaren hämatologischen Untersuchungen mit hohem Wahrscheinlichkeitsgrad durchzuführen. *Die Differentialdiagnose der verschiedenen Formen der akuten Leukämien ist Aufgabe der hämatologischen Spezialabteilung.* Die Aufklärung bestimmter Formen, wie des Status praeleucaemicus oder einer „schwelenden" (smouldering) Leukämie, die besonders oft dem promyelozytären oder myelomonozytären Typ angehört, kann wochen- oder monatelange Beobachtung erfordern. Wichtig ist die familiäre Vorgeschichte zur Erfassung von Erbfaktoren.

3.12.3 Krankheitsbild

Einzelne Kranke können von einem wochen- bis monatelangen Vorstadium mit Rücken- oder Gliederschmerzen, Müdigkeit und kleinen Haut- oder Schleimhautblutungen berichten. Der subjektive Krankheitsbeginn ist jedoch meistens deutlich markiert mit Fieberanstieg, eventuell mit Schüttelfrost, schwerem Krankheitsgefühl und Blutungen aus einer oder mehreren Körperöffnungen zugleich. Unbehandelt führt der Zustand entweder mit Verbluten oder Infektion innerhalb von wenigen Wochen, höchstens Monaten, zum Tod. In den subakuten Fällen macht sich daneben der rasche körperliche Verfall, der in Kachexie mündet, bemerkbar. Aussicht auf Besserung dieses Schicksals besteht nur, wenn es gelingt, die bösartige Blutkrankheit selbst aufzuhalten. Mit dem Rückgang der Leukämie erlangen selbst Todkranke in wenigen Wochen die volle Gesundheit wieder. Geht die Leukämie nicht zurück, so ist die Bekämpfung ihrer Symptome, so dringend sie sein mag, aussichtslos. Bei Erwachsenen gelingt es selten, mehr als zwei Remissionen zu erzielen. Blutungs- und Infektionszwischenfälle, unter denen Mykosen und resistente Hospitalkeime eine unheilvolle Rolle spielen, sind die häufigsten Todesursachen. Unterschiede im Krankheitsbild der einzelnen Formen der akuten Leukämie sind nicht bedeutend. Die myeloblastischen und myelomonozytären akuten Leukämien führen häufiger zu Infiltraten der Mundschleimhäute, zu höheren Leukozytenzahlen und damit häufiger zu Hirnblutungen, an denen die Verstopfung der Kapillaren durch die Leukämiezellen mitwirkt. Eine Sonderform der myeloblastischen Leukämie mit herdförmigem Tumorwachstum ist das granulozytäre Sarkom, auch als Chlorom bezeichnet. Die promyelozytäre Leukämie zeichnet sich durch die ungünstige Kombination von Thrombozytopenie und Koagulopathie aus. Sie ist besonders schwer in Remission zu bringen, ebenso wie die „schwelende" Form. Akute lymphoblastische Leukämien gehen öfter und früher mit Lymphknoten- und Milzschwellung einher als die myeloblastischen Formen.

Prognose

Akute kleinzellige lymphoblastische Leukämien im Kindesalter:
Heilung bzw. Vollremission über die 5–10-Jahresgrenze hinaus:
  30–50% der rechtzeitig und systematisch Behandelten
Durchschnittliche Überlebenszeit unbehandelt:
  Wenige Monate

Myeloblastische Leukämien der Erwachsenen:
Durchschnittliche Überlebenszeit:
  unbehandelt bzw. therapieresistent: 3 Monate (25% der Behandelten)
  mit therapeutischer Remission: 12 Monate (50% der Behandelten)
  bzw. 16 Monate (25% der Behandelten).

3.12.4 Therapie

Zytostatika. Im Ansprechen auf die Behandlung zeigt sich der gegenwärtig wichtigste Unterschied zwischen den bis jetzt klassifizierten Formen der akuten Leukämien. Auf der einen Seite stehen die kleinzelligen, wahrscheinlich lymphoblastischen Leukämien im Kindesalter, die mehr als 90% der kindlichen Leukosen überhaupt ausmachen, auf der anderen die akuten Leukämien aller Altersstufen, überwiegend myeloblastische Leukämien, unter denen sich nur einzelne Fälle, aber keine klassifizierbaren Leukämieformen, mit besserer Prognose finden. Solange es nicht möglich ist, diese Aussicht oder wenigstens die individuelle Prognostik zu bessern, bleibt nichts übrig, als auch allen Kranken im Erwachsenenalter die schwere Bürde der Therapie anzubieten, wenn nicht aufzuerlegen, in dem bedrückenden Bewußtsein, nur wenigen damit zu helfen.

> *Die Entscheidung über Einleitung, Fortsetzung oder Abbrechen der oft äußerst belastenden zytostatischen Behandlung der akuten Hämoblastosen der Erwachsenen gehört ohne Zweifel zu den ernsthaftesten Prüfungen, die dem Arzt begegnen.*

Auf nicht vielen Gebieten der Therapie haben die letzten Jahrzehnte so viele Fortschritte, aber auch Enttäuschungen gebracht. Noch immer handelt es sich um experimentelle Therapie, stetem Wechsel unter kritischer Beurteilung unterworfen. *Diese Probleme machen die Behandlung der akuten Leukämien in jedem Fall zur Angelegenheit weniger medizinischer Zentren mit großer Erfahrung.* Es wäre sinnlos, davon mehr als die Grundzüge anzuführen.
Eine Kombination von mehreren Substanzen, deren Wirkungen sich unterstützen, indem sie den Aufbau der Zellkernsubstanz und die Zellteilung auf verschiedene Weise stören, sollen die entarteten Zellen in ihrer Eigenschaft, sich stärker zu vermehren als die Normalen, empfindlicher treffen als

diese. Von Nachteil ist, daß die proliferative Aktivität der Leukämiezellen sich von den normalen Zellen nicht so weit unterscheidet, wie ursprünglich vermutet, und daß die Möglichkeit, auf den Übertragungsmechanismus der Leukämie einzuwirken, eng verbunden mit der Virusforschung, noch nicht besteht. Eine Heilung der Leukämie kann nur gelingen, wenn praktisch alle leukämischen Zellen vernichtet werden. Am schwierigsten ist dies bei den im zentralen Nervensystem gelegenen leukämischen Infiltraten, die durch die Blut-Liquorschranke vor der Einwirkung der Chemotherapie geschützt sind. Viele Behandlungszentren lassen deshalb einer erfolgreichen Behandlung der Leukämie des Knochenmarkes eine zweite Phase der Behandlung der Leukämie im zentralen Nervensystem folgen, mit intrathekaler Anwendung von Zytostatika oder mit Bestrahlung des ZNS, oder mit beiden zusammen. *Auf diese Weise lassen sich bei Kindern meistens mehrere Remissionen, unter Umständen mit jahrelanger Dauer, erreichen, bei Erwachsenen selten mehr als zwei Remissionen.* Die durchschnittliche Remissionsdauer beträgt bei Erwachsenen im günstigen Fall etwa 6 Monate.[1]

Knochenmarkübertragung. Die Erwartungen, die sich an den vollständigen Ersatz der kranken Blutbildung durch Übertragung von Spendermark knüpfen, sind noch von schwer erfüllbaren Voraussetzungen abhängig.

Isolierte Pflegeeinheiten. Sie bieten Schutz vor der Ausbreitung von Infektion während der Periode einer therapeutisch herbeigeführten Markatrophie mit Abwehrschwäche, allerdings unter den erschwerten Bedingungen der allgegenwärtigen hochresistenten Hospitalkeime und um den Preis einer hohen psychischen Belastung.

> *Die praktische Konsequenz für den Regelfall der akuten Leukämie ist die möglichst umgehende Einweisung des Verdachtsfalles in ein klinisches Behandlungszentrum und die Rücknahme des Kranken zur häuslichen Weiterführung des von dort erprobten Behandlungsschema, sobald und solange die Krankheit das irgend zuläßt.*

Dieses Verfahren hat, vor allem bei Kindern, viel dazu beigetragen, das düstere Schicksal dieser Kranken etwas aufzuhellen. Die Indikation zu zytostatischer Behandlung wird desto leichter gestellt, je jünger der Patient ist. Bei älteren Kranken mit zusätzlichen Leiden und bei Kranken jenseits des 60. Lebensjahres ist keine zytostatische Behandlung mehr angezeigt. Sobald die Beschwerden und Folgen der Behandlung den Nutzen zu überwiegen beginnen,

---

[1] Die besten Dauerergebnisse wurden bei Kindern erzielt, die im Anschluß an die erste Remission und die Bestrahlung des ZNS noch 2½ Jahre lang zytostatisch-immunsuppressiv weiterbehandelt worden waren. Dabei wird eine Depression der Leukozytenzahl des Blutes auf Werte zwischen 2 und 3 Tausend in Kauf genommen.

muß der Entschluß zum Absetzen, möglichst nach Beratung mit den Angehörigen, gefaßt werden. Zur symptomatischen Linderung bewähren sich am besten Vollbluttransfusionen. Für die Bekämpfung der Folgen der Blutungs- und Infektneigung gelten die unter 3.2.4.2 bzw. 3.6.4.2 und 3.7.4 skizzierten Grundsätze. Die folgenden, häufigeren Nebenwirkungen müssen jedem an der Therapieüberwachung beteiligten Arzt bekannt sein.

Mögliche Nebenwirkungen von zytostatischer Chemotherapie	
Medikament	Nebenwirkungen
Cytosin Arabinosid	Übelkeit, Brechreiz, irreversible Panmyelopathie
6-Mercaptopurin bzw. Thioguanin	Übelkeit, Brechreiz, toxische Leber- und Knochenmarksschäden
Daunorubicin	Toxische Kardiomyopathie. Irreversible Panmyelopathie
Cyclophosphamid	Haarausfall, Zystitis, irreversible Panmyelopathie
Vincristin	Akute Leibschmerzen, Ileus, Zystitis, periphere Neuropathie
Methotrexat	Appetitlosigkeit, Übelkeit, Erbrechen, Durchfall, Gingivitis, Leber- und Knochenmarksschäden
Prednison	Cushing-Syndrom, Magengeschwür mit Blutungsgefahr, Infektion

3.13 Myelom
(Plasmozytom, Morbus Kahler)

3.13.1 Definition und Häufigkeit
Myelom ist fortschreitendes Wuchern von atypischen Plasmazellen im Knochenmark. Dabei entstehen, fast immer an mehreren Stellen, gleichzeitig oder hintereinander, lockere, ineinanderfließende Infiltrate oder abgrenzbare Knoten aus Myelomzellen, die die normale Myelopoese verdrängen und das Knochenwachstum stören. Vor allem das herdförmige Wuchern führt zu kleineren und größeren Defekten in der Knochenrinde und innerhalb des spongiösen Knochens. Nicht die Myelomzellen selbst, sondern von diesen sezernierte, osteoklastenstimulierende Substanzen, bewirken die Knochenzerstörung. Nur in seltenen Fällen haben die Myelomzellen die Eigenschaft ihrer Vorbilder,

hochmolekulare Eiweißkörper zu bilden, ganz verloren. Fast immer ist ihre Fähigkeit zu Proteinbildung krankhaft verändert und gesteigert. Dadurch entsteht eine *Plasmazelldyskrasie,* deren auf den ganzen Organismus wirkenden Folgen die örtlichen des Myelom übertreffen können. Sie ist verbunden mit dem Ausfall der Immunglobulinbildung, zu der es der normalen Vielfalt von Plasmazellfamilien bedarf, deren jede ihr spezielles Protein herstellt. Die Entartung betrifft jeweils nur eine, sehr selten mehrere, von ihnen, so daß gewöhnlich auch nur eine bestimmte Globulinart im Überschuß gebildet wird. Das Unterscheidungsmerkmal der Plasmazelldyskrasie ist daher in der elektrophoretischen Auftrennung der Proteine der schmale, aber dichte Streifen des abnormen Eiweißkörpers anstelle eines breiteren Streifens der verschiedenartigen normalen Proteine mit ähnlicher Wanderungsgeschwindigkeit. In der üblichen Kurvendarstellung ergibt sich daraus eine schmalbasige und hohe Zacke, Paraprotein- oder Myelomzacke, genannt. Die Aufschlüsselung dieser Proteine gegen spezifische Antikörper in der Immunelektrophorese hat ihre Identifizierung erleichtert. Zusammen mit anderen Verfahren (Ultrazentrifuge und Proteinanalysen) hat sie zur Unterscheidung von Myelomen mit kompletten Paraproteinen unterschiedlicher Molekülgröße und solchen mit bruchstückhaften, niedermolekulären Paraproteinen aus den leichten Ketten (Bence-Jones Plasmozytom) oder den schweren Ketten (Schwerkettenkrankheit) der Immunglobulinmoleküle geführt. Nach dem Immunglobulin, dem das Myelomprotein gleicht, werden IgG-, IgM-, IgA-, IgD- und IgE-Plasmozytome unterschieden.

Häufigkeit. Das Myelom ist nicht die einzige, aber bei weitem die häufigste Ursache einer Plasmazelldyskrasie. Es handelt sich fast immer um ein frühzeitig generalisiertes Leiden. Es kommt etwa gleich oft vor wie die reifzellige lymphatische Leukämie oder die Lymphogranulomatose; jährlich sterben etwa 2–3 von 100 000 Menschen an dieser Krankheit. Nach neueren Statistiken ist mit einem Ansteigen des Myelomvorkommens zu rechnen. Ein Geschlechtsunterschied besteht nicht, die Krankheit kommt vom Erwachsenenalter bis zum Greisenalter vor, im höheren Alter bedeutend häufiger. Vererbung ist nicht nachgewiesen. Wahrscheinlich ist ein Zusammenhang mit chronisch-entzündlichen Schäden und mit Strahleneinwirkungen.

3.13.2 Diagnose

3.13.2.1 Beschwerden und körperlicher Zustand

Beide sind wenig charakteristisch. Zwei Erscheinungen führen am häufigsten zur Diagnose: Knochenschmerzen durch einen Myelomherd, der im Röntgenbild als Osteolyse oder Spontanfraktur erkannt wird, und die Albuminurie, eventuell mit Niereninsuffizienz, hervorgerufen durch die Ablagerung von Myelomprotein in den Harnkanälchen (Plasmozytomniere). Hinweisend ist außerdem in den meisten Fällen die starke Senkungsbeschleunigung, die den

Typ der Sturzsenkung annehmen kann. Die Diagnose wird gesichert durch zwei Befunde:

3.13.2.2 Nachweis des Myelomprotein

durch die Elektrophorese des Blutserums, eventuell spezifiert durch die Immunelektrophorese und weitere analytische Verfahren. Typisch sind die M-Zacke und die Vermehrung des Gesamteiweißes. Der Nachweis mißlingt in Fällen mit inkompletten Paraproteinen, die mit dem Urin ausgeschieden werden. Ein Teil davon läßt sich mit der einfachen Bence-Jones-Kochprobe des Urins erfassen. Sicherer ist die elektrophoretische Auftrennung der mit dem 24-Stunden-Urin ausgeschiedenen Eiweiße.

3.13.2.3 Nachweis der gewucherten Myelomzellen

Bei herdförmigem Wachstum mit Knochendestruktion geben Schmerz und Röntgenbild die Hinweise für eine Probeexzision zur histologischen Untersuchung. Wenn lokale Erscheinungen fehlen, kann es sich entweder um ein erst geringfügig ausgebreitetes Krankheitsstadium oder um die diffus infiltrierende Wachstumsform handeln. In diesem Fall führt das Sternalpunktat oder die Myelotomie am Beckenkamm zum Nachweis. Diese sollte in jedem Fall ergänzend durchgeführt werden, da sie zusätzliche Einblicke in die Wachstumsform des Prozesses, eventuelle Paraproteinablagerungen in den Geweben und Gefäßwänden und in die Myelopoese gibt. Die Myelomzellen zeigen sehr unterschiedliche Merkmale, fast immer aber sind sie noch als atypische Plasmazellen deutlich zu erkennen.

3.13.2.4 Röntgenuntersuchung

Es muß in jedem Fall versucht werden, mit röntgenologischer Untersuchung des ganzen Skelettsystems einen Überblick über die Ausdehnung der Krankheit und die Gefahr von Spontanfrakturen zu bekommen. Typisch sind scharf begrenzte, rundliche Defekte, ohne Umgebungsreaktion, am häufigsten in der Schädelkalotte, den Rippen und den Wirbelkörpern. In anderen Fällen findet sich nur diffuse Osteoporose. Negativer Röntgenbefund schließt ausgedehnte Myelomkrankheit nicht aus.

3.13.2.5 Organbefunde

Die meisten Organbefunde werden durch die *Paraproteinablagerung* hervorgerufen. An Myxödem erinnert die vorwiegend auf die Haut beschränkte Form, die oft auch in einer abnormen kissenartigen Anschwellung der Zunge erkennbar wird. Paraproteinablagerungen im Herzmuskel können elektrokardiographische Veränderungen und Herzinsuffizienz verursachen; ebensolche

Ablagerungen in Leber und Milz bewirken scharfrandig derbe Organvergrößerungen, der histobioptischen Diagnose zugänglich; in den Nieren führen sie zu Urämie, in den Gefäßwänden begünstigen sie Durchblutungsstörungen in verschiedenen Körperbereichen.

Hie und da kommen „solitäre Plasmozytome" ohne Paraproteinämie vor, die manchmal durch chirurgische Entfernung heilbar sind.

3.13.2.6 Blutbefunde

Das Blutbild ist untypisch. Fortgeschrittene Fälle zeigen Anämie, Leukozytopenie und Thrombozytopenie. Im Ausstrich kommen einzelne Plasmozytomzellen vor, sehr selten besteht das Bild der Plasmazellenleukämie.

3.13.2.7 Biochemische Befunde

Verschiedenartige Veränderungen entstehen in Abhängigkeit von tumorösen oder paraproteinämischen Organschädigungen. Am auffälligsten werden die durch Schäden in Leber, Nieren und endokrinen Organen Verursachten. Je rascher die Knochenzerstörung fortschreitet, desto eher finden sich auch erhöhte Serumkalzium- und -phosphatwerte (Norm: Kalzium 4,3–5,4 mval/l, Phosphat 1,6–2,5 mval/l). Die dadurch ausgelöste reaktive Knochenneubildung ist fast immer zu gering, um eine Erhöhung der alkalischen Serumphosphatase auszulösen (Norm: bis 190 mU/ml). Das ist ein wichtiges, wenn auch nicht sicheres, Zeichen zur Unterscheidung der Plasmozytomherde von Ostitis fibrosa, Osteomalazie oder Karzinommetastasen.

3.13.2.8 Differentialdiagnose der Plasmazelldyskrasie

Makroglobulinämie Waldenström, nachgewiesen durch Makroglobulin in der Elektrophorese, Sturzsenkung, positive Siaprobe und durch kleinzellige lymphoid-plasmazelluläre, unscharf abgegrenzte Wucherungen im Knochenmark und anderen Organen, die sehr langsam und meist ohne Osteolysen fortschreiten. Als Frühzeichen findet sich Blutungsbereitschaft in Form der „Purpura hyperglobulinaemica". Außerdem Paraproteinbildung bei reifzelliger lymphatischer Leukämie, Lymphogranulomatose und Leberzirrhose. Abnorme Proteinablagerungen bei Amyloidose.

3.13.2.9 Differentialdiagnose der Osteopathie

Osteolysen bei Tumormetastasen und bei Hyperparathyreoidismus sowie diffuse idiopathische Osteoporose.

Die Diagnose der Myelomkrankheit kann nur unter Beiziehung spezieller diagnostischer Einrichtungen gestellt werden; dabei ist folgendermaßen vorzugehen:

▶ **Diagnostische Maßnahmen zur Erfassung und Behandlung der Myelomkrankheit**

1. Aufzeichnung und Kontrolle der Organbefunde
2. Aufzeichnung und Kontrolle von BKS, Hb, Hämatokrit, Leukozyten- und Thrombozytenzahl, Differentialblutbild
3. Aufzeichnung und Kontrolle von Albuminurie und Urinsediment
4. Aufzeichnung und Kontrolle biochemischer Daten, wie Kreatinin, Harnsäure, Bilirubin, Eisen, LDH, Transaminasen, Kalzium, Phosphat, alkalische Phosphatase
5. Aufzeichnung und Kontrolle der proteinanalytischen Befunde im Serum und 24-Stunden-Urin mit Elektrophorese und Immunelektrophorese
6. Röntgenuntersuchung des Skeletts, zumindest von Thorax, Schädel, Wirbelsäule, Becken, Oberarmen und Oberschenkeln
7. Myelotomie am Beckenkamm und im Bereich von Osteolysen

3.13.3 Krankheitsbild

Wenn nicht Knochenherde frühzeitig auf die Krankheit hinweisen, wird sie meistens lange Zeit nicht erkannt. In diesem Stadium überwiegen Klagen über herabgesetzte Leistungsfähigkeit, trockene Haut und Schleimhäute, Zungenbrennen, wechselnde rheumatische Beschwerden und vermehrtes Durstgefühl. Ein engerer Zusammenhang dieser Beschwerden mit der häufig vorhandenen sekundären Anämie besteht nicht; nicht selten sind Hyperkalzämie und sekundäre Mangelzustände an Eisen, Folsäure oder Vitamin B_{12} daran beteiligt.

Manche Fälle verlaufen wie eine stille Urämie. Dann kann es einige Zeit dauern, bis die Plasmozytomniere als solche erkannt wird. Intravenöse Pyelographie bei Plasmozytomniere kann durch Anurie zum Tod führen. Erst in den letzten Jahren, seit Untersuchungen der Serumelektrophorese zur diagnostischen Routine gehören, wird die Plasmazelldyskrasie frühzeitig bemerkt. Und nun zeigt sich, daß es in einzelnen Fällen erst durch jahre- bis jahrzehntelange Beobachtung gelingt, eine sog. benigne monoklonale Paraproteinämie ohne Krankheitszeichen und ohne Antikörpermangelsyndrom von einer sehr langsam fortschreitenden Plasmozytomkrankheit zu unterscheiden. Die häufigere Beobachtung solcher Fälle mit einer asymptomatischen Periode von bis zu 20 Jahren Dauer und die Erfolge der Behandlung haben das Bild des Myeloms als einer bösartig fortschreitenden Krankheit erheblich aufgehellt. Die Komplikationen einerseits der Tumorkrankheit, andererseits der Paraprotein-Dyskrasie bewirken, daß die Krankheit unter den verschiedensten Gestalten auftritt.

3.13.3.1 Komplikationen
3.13.3.1.1 Skeletterscheinungen

Die tumorartige Entwicklung, die sich fast immer auf das Skelett beschränkt, geht meistens mit Schmerzen einher, die den Herd anzeigen. Das gilt auch für weniger belastete Regionen wie die Schädelkalotte. Die Vielfalt, unterschiedliche Größe und die asymmetrische Lokalisation der Defekte weisen ebenso wie ihre röntgenologische Erscheinung auf die Diagnose hin. Vor allem sind Stammskelett und Schädel betroffen. Osteosklerotische Formen sind nicht so selten wie früher angenommen. Insgesamt machen die Skeletterscheinungen einen beträchtlichen, aber nicht den einzigen Teil des Leidens aus. Osteolysen und selbst die generalisierte Osteoporose können unter Umständen jahrelang ausbleiben, obgleich histologisch eine dichte Myelomwucherung im Knochenmark nachweisbar ist, denn nicht die Myelomzellen selbst zerstören den Knochen, sondern die von ihnen ausgehende Osteoklasten-Stimulation.

3.13.3.1.2 Nierenerscheinungen

Niereninsuffizienz mit Tubulusschädigungen durch Paraproteinablagerung und durch Konkrementbildungen aus Kalzium und Harnsäure treten im Verlauf vielfach ganz in den Vordergrund. Vor allem gilt das für die Myelome, die niedermolekulare, durch das Glomerulum filtrierbare Defektparaproteine bilden.

3.13.3.1.3 Neurologische Erscheinungen

Sie können von Kompression durch Myelomherde oder von diffuser Schädigung abhängen. Besonders verhängnisvoll sind Halswirbelfrakturen durch osteolytische Herde. Häufig sind Nervenwurzel- oder Nervenstrangkompressionen auch an anderer Stelle. Symmetrische periphere schmerzhafte Neuropathien oder Wurzelsymptome entstehen auch durch generalisierte Paraproteinablagerungen in die Nervenscheiden, häufig begleitet von anderen Erscheinungen der diffusen Proteinose: Kardiomyopathie, Karpaltunnel-Syndrom, Milz-Lebervergrößerung. Obskur ist die Entstehung von Enzephalopathie mit Wesensveränderung und Somnolenz sowie von Polyneuropathien, die in irgendeiner Weise von der Paraproteinämie abhängen.

3.13.3.1.4 Gelenkveränderungen

Der häufige Zusammenhang von chronisch-entzündlichen Gelenkveränderungen, die der rheumatoiden Arthritis sehr ähnlich sein können, mit Plasmazelldyskrasien ist bekannt, aber noch nicht ursächlich aufgeklärt.

3.13.3.1.5 Aplastische Anämie

Die Anämie aus Markverdrängung wird erschwert durch das erhöhte Plasmavolumen und vermehrte Erythrozytenzerstörung. Infektneigung, Blutverluste,

Leberschäden und Niereninsuffizienz tragen dazu bei. Leukozytopenie und Thrombozytopenie führen meist erst nach Verschlimmerung durch zytostatische Behandlung zu selbständigen Konsequenzen.

3.13.3.1.6 Antikörpermangelsyndrom

Dasselbe gilt von der Neigung zu schweren Infektionen, vor allem bakterieller Art, durch vorwiegenden Ausfall der humoralen Antikörperbildung. Sie tritt erst nach längerem Verlauf in den Vordergrund.

3.13.3.1.7 Amyloid

Immunologische Reaktionen von Immunglobulinen mit Paraprotein können zum systematisierten Amyloid führen, das sich vor allem am Magen-Darmtrakt (chronische Malabsorption), an den Nieren (Amyloidschrumpfniere), am Zentralnervensystem (Polyneuropathie), an der Haut (Makroglossie, chronische Dermatosen) und am Herzmuskel (Herztod durch amyloide Kardiomyopathie) bemerkbar macht.

Auch im Einzelfall verdient Beachtung, daß beim Myelom wie bei der reifzelligen lymphatischen Leukose andersartige Neoplasmen häufiger vorkommen.

3.13.4 Therapie

Die lebensverlängernde, leidensvermindernde Wirkung der zytostatischen Behandlung ist gesichert. Sie im Einzelfall rechtzeitig, d. h. aber auch nicht zu früh, einzusetzen, erfordert Erfahrung und Nutzung aller diagnostischer Möglichkeiten einschließlich der quantitativen analytischen Immunelektrophorese. Diese Methode, durchgeführt mit Serum und Urin, ist das beste Mittel zur Abschätzung der abnormen Proteinbilanz. Sie spielt auch bei der Beurteilung des Behandlungserfolges eine wichtige Rolle. Die *Indikation zur Behandlung* wird nach folgenden Grundsätzen gestellt:

1. Bei „idiopathischen" Plasmazelldyskrasien mit monoklonaler Paraproteinämie, jedoch ohne histologischen oder röntgenologischen Myelomnachweis, ohne Nierenerscheinungen, Uratdiathese, Hyperkalzämie, Anämie oder Antikörpermangelsyndrom: Sorge für reichliche Flüssigkeitszufuhr und ausreichende Muskeltätigkeit, Kontrolluntersuchung in regelmäßigen Abständen unter der vorläufigen Annahme einer „monoklonalen benignen Gammapathie".
2. Bei Plasmazelldyskrasie mit histologischem Myelomnachweis, geringfügigem Antikörpermangelsyndrom und geringfügiger Anämie, sonst Befunde wie oben: Ausschließlich Maßnahmen wie unter 1. einschließlich besonderer Aufmerksamkeit auf die Nierenfunktion, so lange kein Symptomenwandel feststellbar.

3. Bei Plasmazelldyskrasie mit histologischem Myelomnachweis und röntgenologischen Skelettherden in geringer Ausdehnung, ohne komplikationsträchtige Lokalisation, ohne Anhalt für rasches Fortschreiten oder andere Organmanifestationen: Ausschließlich Maßnahmen wie unter 1. und 2.
4. Bei Plasmazelldyskrasien mit Anhalt für zunehmende Paraproteinbildung, mit multiplen Skelettherden oder verschiedenartigen Organmanifestationen:

Zytostatische Therapie: Zuvor Herstellung von ausreichender Nierenfunktion durch reichliche Flüssigkeitszufuhr, Bekämpfung von Uratdiathese und Hyperkalzämie, notfalls durch Dialyse. Analgetische Maßnahmen zur Wiederherstellung der Skelett- und Muskeltätigkeit, wobei sich einfache Salicylsäurekombinationspräparate oft ebenso bewähren wie stark wirksame Mittel: Orthopädische Versorgung, Übungstherapie und lokale Bestrahlung von schmerzhaften oder kompressionsverdächtigen Osteolysen. Auch bei Kompression kann unter bestimmten Kautelen bestrahlt werden. Gesamtherddosis ca. 1500 rad. Eventuell operative Entfernung von störenden Weichteilherden.

> *Cave: Keine zytostatische Chemotherapie vor Kontrolle von Niereninsuffizienz, Dehydratation und Hyperkalzämie und wenigstens teilweise wiederhergestellter körperlicher Beweglichkeit.*

Chemotherapie. Einleitend Cyclophosphamid oder Melphalan, orale Tagesdosis 200 mg bzw. 10 mg für 7–10 Tage, anschließend Erhaltungsdosen von täglich 50–100 mg bzw. 2 mg für unbestimmte Zeit. *Stoßartige Anwendung dieser Medikamente in höherer Dosierung hat sich nicht bewährt, sie kann zu akutem Nierenversagen führen.* Die durchschnittlichen Erfolge beider Medikamente gleichen sich, doch nicht die individuellen Resultate, so daß bei ungenügendem Ansprechen eines Mittels ein Wechsel auf das andere empfehlenswert ist. Dasselbe gilt für die Nebenwirkungen: Alopezie und hämorrhagische Zystitis bei Cyclophosphamid, wahrscheinlich häufigere Knochenmarkstoxizität bei Melphalan.

In der Regel wird auf diese Weise eine Remission erzielt, die 6 Monate bis 7 Jahre lang anhalten kann, unter toxischer Leukozytopenie von 2–3000/mm^3 und Thrombozytopenie zwischen 50 und 150000/mm^3. Bei stärkerer Knochenmarksdepression sollte versucht werden, die Erhaltungstherapie in niedrigerer Dosis fortzusetzen. Spätestens in diesem Fall bewährt sich unterstützend zusätzliche Medikation von Prednison, 5–10 mg täglich oral, sowie von Oxymetholon, täglich 50 mg oral. An die mögliche Notwendigkeit von Eisen-Folsäure- und B$_{12}$-Substitution muß gedacht werden.

Infektionsbekämpfung. Bei fortschreitender Infektion durch Antikörpermangelsyndrom gelten die auf S. 84 festgelegten Grundsätze.

Osteoporose und Osteolyse. Die wirksamste Behandlung der herdförmigen Myelom-Osteolyse ist die Röntgenbestrahlung. Die Möglichkeit der oralen Anwendung von Natriumfluorid, alternierend mit niedrigen Dosen von Vitamin D_3, zur Anregung der Knochenneubildung befindet sich noch im Stadium der Erprobung. Versagern stehen einzelne sehr gute Erfolge gegenüber, besonders bei diffus osteoporotischer Form.

Prognose. Es gibt kaum ein Krankheitsbild mit so großer prognostischer Unsicherheit. Dazu kommt, daß auch ein einziger Herd bei einer wenig bösartigen Form durch seine Lokalisation in der Nähe lebenswichtiger Zentren oder Leitungsbahnen verhängnisvoll werden kann, daß nicht alle Fälle zum Zeitpunkt der Diagnose bereits in die mulizentrisch disseminierte Krankheitsphase eingetreten sind und daß die Behandlung das Krankheitsbild stark verändern kann.

Mit den genannten Methoden kann es gelingen, auch in fortgeschrittenen Fällen den unheilvollen Zirkel von Skelettdefekt, Schmerz, Immobilisation, Hyperkalzämie und Nierenversagen zu durchbrechen. Die durchschnittliche Überlebenszeit beträgt gegenwärtig 3 Jahre. Immer mehr Fälle leben länger als 7 Jahre nach Diagnosestellung. Abgesehen von irreversiblem Krankheitsfortschritt kann das Ende von Nierenversagen oder unbeherrschbarer Infektion, aber auch von terminaler Leukämie- oder Karzinomentwicklung abhängen.

Die Behandlung erfordert die Zusammenarbeit zwischen dem Hausarzt und der in regelmäßigen Abständen kontrollierenden Spezialabteilung.

Da der einzelne Myelomkranke über viele Jahre hinweg auf diese Kontrolle angewiesen ist, bedeutet die Myelomkrankheit, abgesehen von den hohen Anforderungen, die sie an die ärztliche und psychologische Erfahrung stellt, trotz ihrer Seltenheit auch ein ansehnliches quantitatives Problem der Praxis.

3.14 Lymphogranulomatose
(Morbus Hodgkin)

3.14.1 Definition und Häufigkeit

Lymphogranulomatose ist eine bösartige Wucherung lymphatischer Gewebe mit typischen Gewebsstrukturen, Wachstums- und Ausbreitungsformen, denen verschiedene Varianten eines ziemlich charakteristischen Krankheitsverlaufes entsprechen. Ihre Ursache ist unbekannt, obgleich sie unter allen ähnlichen, bösartigen, nichtleukämischen „Lymphomen" das häufigste und am gründlichsten epidemiologisch, genetisch, virologisch und immunologisch Erforschte ist.

Häufigkeit. Die Lymphogranulomatose kommt bei Kindern sehr selten, vom Pubertätsalter bis zum 50. Lebensjahr etwa gleich häufig und von da an zunehmend häufiger vor, in etwa derselben Verteilung und Frequenz wie reifzellige lymphatische Leukämie und Myelom. Deutlich stärker betroffen ist das männliche Geschlecht im Verhältnis von 60:40 zum weiblichen. Frauen haben die bessere Prognose. Eigenarten, wie höhere Mortalität unter Bevölkerungsgruppen in besseren wirtschaftlichen Verhältnissen, vereinzelt beobachtete Häufung unter nicht verwandten Gruppen und etwas häufigeres Auftreten der Krankheit bei den Ehepartnern von Kranken können noch nicht erklärt und sollten darum desto mehr beachtet werden.

3.14.2 Diagnose

3.14.2.1 Beschwerden und körperlicher Zustand

In Fällen mit vereinzelten Lymphomen kann jedes Krankheitsgefühl fehlen. Nicht selten sind rheumatische Schmerzen, Appetitmangel, Obstipation und ein symptomenarmer Status febrilis. Auch bei hochfieberhaften, zyklischen Perioden vom sog. Pel-Epstein-Typ ist das Allgemeinbefinden unverhältnismäßig gut, bei starker Schweißabsonderung. Der vielberufene Alkoholschmerz über den betroffenen Lymphknoten ist selten. Kratzeffekte können den in etwa 20% der Fälle vorhandenen Juckreiz anzeigen. Hartnäckige Ekzeme, Herpes zoster, Urticaria und Erythrodermie können die Krankheit begleiten. Auch lymphogranulomatöse Infiltrate der Haut kommen vor. *Bei älteren Menschen mit unmotivierten Fieberschüben und Juckreiz muß jedenfalls auch an Morbus Hodgkin gedacht werden.* Der Allgemeinzustand leidet für lange Zeit kaum sichtbar. Erst in späten Krankheitsstadien modelliert die fortschreitende Kachexie ein eindringliches Bild der bösartigen Lymphogranulomatose.

3.14.2.2 Lymphome

Fortschreitende Vergrößerung von einzelnen Lymphknoten, von einseitigen Lymphknotengruppen oder von mehreren Lymphknoten zu beiden Seiten, zumeist im Halsbereich. Lymphome in den übrigen Körperregionen kommen fast immer bilateral und zusammen mit größeren Halslymphomen vor. Die einzelnen Knoten verbacken frühzeitig miteinander zu knolligen Gebilden. Sie sind nur wenig druckempfindlich und verursachen dem Träger meistens nur dann, wenn sie sich rasch vergrößern, ein schmerzhaftes Spannungsgefühl. Ihre Größe kann, vor allem in frühen Krankheitsstadien, spontan schwanken. Sie fühlen sich oft etwas wärmer an, doch fehlen äußerliche Zeichen von Entzündung. Lymphome im Brustraum sind fast immer vorhanden, wenn doppelseitige Knoten in mehreren Regionen der oberen Körperhälfte bestehen. Sie machen sich durch Atemnot und Hustenreiz bemerkbar. Meistens genügt eine Röntgenaufnahme des Brustkorbes zu ihrer Entdeckung. Lymphome im Bauchraum verursachen uncharakteristische Verdauungsbeschwerden mit Blähungen, bei Fortschreiten Abflußbehinderung der Ureteren mit kolikartigen Beschwerden, bei Ausbreitung ins kleine Becken Lymphstauung in den Beinen mit blassen, eindrückbaren Ödemen. Sie werden indirekt mit der Röntgenkontrastdarstellung der Harnwege, direkt mit der Lymphographie erfaßt. Die Lymphographie ermöglicht zugleich auch eine gewisse differentialdiagnostische Beurteilung. Der zuverlässigste Weg zur Diagnose besteht in histologischen Untersuchungen, wozu sich zunächst die leichter zugänglichen Lymphome anbieten. Dabei ist die schonende Entnahme eines ganzen Konglomerates der Punktion vorzuziehen.

3.14.2.3 Milz- und Lebervergrößerung

Gewöhnlich sind beide Organe erst in einem fortgeschrittenen Krankheitsstadium als vergrößert zu fühlen, und zwar scharfrandig, gleichmäßig fest, glatt oder fein- bis grobhöckerig, immer wenig druckempfindlich. Die Milzvergrößerung geht meistens voraus, sie kann riesige Ausmaße erreichen. Die Laparatomie zur Revision von abdominalen Lymphwegen, Milz und Leber, einschließlich deren Exzision zu histologischen Untersuchungen, wird in vielen klinischen Zentren als Vorbedingung der Behandlung der Lymphogranulomatose angesehen.

3.14.2.4 Blutveränderungen

Die Blutkörperchensenkung ist meistens erheblich beschleunigt. Eine normo- bis hypochrome Anämie mit stark erniedrigten Serumeisenwerten zeigt sich im Krankheitsverlauf. Die Leukozytenzahlen sind in Frühstadien häufig etwas erhöht. Sie gehen mit zunehmendem Milztumor zurück. Dasselbe gilt von den Thrombozyten. Im gefärbten Blutausstrich findet man sehr häufig eine Lymphozytopenie. Eosinophilie und Monozytose kommen vor, ihr Fehlen hat aber keine diagnostische Bedeutung. Manchmal lassen sich in einem Ausstrich aus der Leukozytenschicht des zentrifugierten Blutes typische Sternberg-Zellen nachweisen.
Charakteristisch sind Erscheinungen der geschädigten zellulären Abwehr, wie abgeschwächte Spätreaktion der Haut nach Sensibilisierung und verminderte Stimulierbarkeit der Lymphozyten im Phytämagglutininstest.

3.14.2.5 Knochenmark

Die Lymphogranulomatose breitet sich frühzeitig im Knochenmark aus. Wenn auch das Sternalpunktat manchmal typische Zellgrüppchen enthält, so ist zum Nachweis und zur Typendiagnose der Lymphogranulomatose die Histobiopsie aus dem Beckenkamm weit überlegen. Sie kann in Fällen, in denen Lymphome nicht zugänglich sind, allein zur Diagnose führen. Wenn die histologische Diagnose aus einem Lymphknoten bereits gestellt ist, trägt der positive Knochenmarksbefund Wesentliches zur Feststellung des Krankheitsstadiums bei. Die Myelotomie gehört deshalb zu den Voraussetzungen der Lymphogranulomatosebehandlung.

3.14.2.6 Knochenveränderungen

Häufig kommt es im Verlauf des Morbus Hodgkin zu größeren Infiltraten durch Tumorgewebe, die den Knochen zerstören. Dadurch entstehen Schmerzen und Spontanfrakturen. Das Röntgenbild zeigt unregelmäßig begrenzte Defekte des Knocheninneren und der Knochenrinde, meistens von einer Verdichtungszone aus gewuchertem Knochen-Bindegewebe umgeben. Das Stammskelett ist häufiger befallen, besonders die Wirbelbögen (Wurzelkompression!) und die Wirbelkörper, die nicht selten von ventral gelegenen paraaortalen Lymphomen aus arrodiert werden.

3.14.2.7 Weitere Organbefunde

Es gibt kein Organ, das nicht von Lymphogranulomatose befallen werden könnte, und zwar in diffus infiltrierender, kleinknotig oder grobknotig wuchernder Weise. Eine wichtige Rolle spielen Zerstörungen am Zentralnervensystem, Hirnnerven, Hirnhäute und Nervenwurzeln betreffend. Die Leberbeteiligung kann sich frühzeitig in biliärem Ikterus mit Gallenstauung zeigen. Nierenblutungen und allmählich fortschreitende Zerstörung der Nieren sind häufig, nicht selten auch Thrombosen der großen Körpervenen, ausgehend von der Erkrankung benachbarter Lymphknoten.

3.14.2.8 Differentialdiagnose

Infektiöse Lymphome, z. B. durch infektiöse Mononukleose, Lues, Tuberkulose, Toxoplasmose und andere Zoonosen.
Benigne Granulomatosen, z. B. Sarkoidose, Erythematodes visceralis, primär chronische Polyarthritis rheumatica, Mesantoinmedikation.
Maligne Lymphome, z. B. kleinzellige Lymphoretikulose, Sézary-Syndrom, Mykosis fungoides, Lymposarkom, Retikulumzellsarkom,
Karzinommetastasen.

3.14.2.9 Histologische Diagnose und Prognose

Die histologische Diagnose der Krankheit aus den Biopsien von Lymphknoten, Knochenmark, Leber und Milz liefert über die Krankheitsdiagnose hinaus wichtige prognostische Anhaltspunkte. Zur Diagnosestellung ist der Be-

fund von zumindest einzelnen sog. Sternberg-Zellen — atypischen und abnorm großen, mehrkernigen Retikulumzellen mit sehr großen Nukleoden — in einem Milieu mit einer bestimmten krankhaften Struktur erforderlich. An dieser Struktur sind beteiligt sog. Epitheloidzellen (noch einkernige Vorstufen der Sternberg-Zellen), Histiozyten, kleine Lymphozyten, Plasmazellen und Retikulumzellen sowie abnorme Bindegewebsbildung, ausgehend von Proteinablagerungen. Daneben findet sich mehr oder weniger Entzündungsgewebe mit neutrophilen und eosinophilen Granulozyten. Daraus ergibt sich die Einteilung (nach Lukes und Butler) in vier Formen, geordnet nach der zunehmend schlechteren Prognose:
1. Lymphozytenreiche Form
2. Noduläre Sklerose
3. Gemischte Form
4. Lymphozytenarme Form.

Prognostisch und therapeutisch wichtig ist daneben die *Stadieneinteilung*, geordnet nach der zunehmend ungünstigeren Prognose (nach Rosenberg):

> ***Stadium I:*** **Krankheit beschränkt auf eine anatomische Region, oder auf zwei miteinander in Verbindung stehende anatomische Regionen auf einer Seite des Zwerchfells**
> ***Stadium II:*** **Krankheit in mehr als zwei anatomischen Regionen oder in zwei nicht miteinander verbundenen Regionen auf einer Seite des Zwerchfells**
> ***Stadium III:*** **Krankheit zu beiden Seiten des Zwerchfells, aber nicht über die Beteiligung von Lymphknoten, Milz und Rachenring hinausgehend**
> ***Stadium IV:*** **Krankheitsausdehnung auf das Knochenmark, die Lungen, Pleura, Leber, Knochen, Haut, Nieren, Gastrointestinaltrakt oder andere beliebige Gewebe oder Organe zusätzlich zu Befall von Lymphknoten, Milz oder Rachenring.**

Diese Stadien werden zusätzlich jeweils mit den Großbuchstaben A oder B bezeichnet, A für die Abwesenheit, B für die Anwesenheit von erheblicheren Allgemeinerscheinungen, wie Fieber, Nachtschweiß und Juckreiz.

Aus dem Gesagten ergibt sich das folgende diagnostische Vorgehen: siehe Tabelle auf der folgenden Seite.

Die „diagnostische" Splenektomie in frühen Krankheitsstadien ist vor allem mit dem unmittelbaren Risiko der Operation belastet. Die Möglichkeit der später erhöhten Infektionsgefahr ist relativ gering. Vorliegende Erfahrungen sprechen dafür, daß diesen Risiken eine günstigere Prognose der Krankheit nach Entfernung des Organs gegenübersteht; doch ist diese Ansicht noch umstritten.

> **Diagnostische Maßnahmen zur Erfassung und Behandlung der Lymphogranulomatose**
>
> 1. Aufzeichnung von Vorgeschichte und körperlichen Befunden
> 2. Regelmäßige Durchführung grundlegender Laboruntersuchungen, wie z. B. Blutkörperchensenkung, Blutstatus und Elektrophorese, Serumbestimmungen von Bilirubin, Transaminasen, alkalischer Phosphatase, Kreatinin, Harnsäure, Kalzium
> 3. Röntgenuntersuchung der Brustorgane mit Durchleuchtung und Übersichtsaufnahme, Abdomenübersicht, seitliche Aufnahmen von Brust- und Lendenwirbelsäule
> 4. Lymphknotenexzision
> 5. Myelotomie und Lymphangiographie
> 6. Laparatomie mit Revision der paraaortalen Lymphknoten, Probeexzisionen aus Lymphknoten und Leber, unter bestimmten Umständen Splenektomie, vorausgesetzt daß die Krankheitsdiagnose zuvor anderweitig gesichert wurde.

3.14.3 Krankheitsbild

Häufig beginnt die Krankheit mit hohem Fieber, Juckreiz und starkem Schwitzen ohne erkennbare Ursache, bei unverhältnismäßig gutem Allgemeinbefinden. Allein durch solche Fieberschübe charakterisiert sind die seltenen Frühstadien der Krankheit, die in irgendeiner Lymphknotengruppe im Körperinneren beginnen. Die Beobachtung einzelner Heilungen nach Ausrottung eines Lymphknotens mit regionaler Nachbestrahlung macht es wahrscheinlich, daß die Krankheit an einer Stelle entsteht. In mehr als 80% der Fälle finden sich die ersten Lymphome im Gebiet des oberen vorderen Halsdreiecks. Die Krankheit schreitet von dort über die Achselhöhlen und das Mediastinum in den Bauchraum fort. Sie verursacht dabei Oppressionsgefühl, Atemnot und Reizhusten (mediastinale Lymphome), Schwellungen in den Armen und Händen (axilläre Lymphome), Leibschmerzen, Blähungen, Verstopfungen (mesenteriale Lymphome), Schwellungen der Beine (Lymphome im kleinen Becken) und Lumbalschmerzen durch Stauungshydronephrose oder Wirbelarrosion (paraaortale Lymphome). Im späteren Verlauf machen sich Verdrängungserscheinungen und Kapselspannung der vergrößerten Milz und Leber sowie Gallenstauungen bemerkbar. Alle diese Erscheinungen, zu denen noch neuralgische Schmerzen und neurologische Ausfälle, hämolytische Anämie und thrombopenische Blutung kommen, treten zusammen zu einem vielgestaltigen und komplikationsreichen Krankheitsbild, bei dem der verhältnismäßig späte Eintritt der Kachexie und die Fähigkeit zur Wiedererholung nach erfolgreicher Behandlung der Lymphome oft überraschen. Am

Ende steht das Vordringen des Tumorgewebes in nahezu alle Organe zusammen mit dem Versagen der Widerstandskraft gegen Pilze, Viren und Bakterien. Die verminderte Abwehrleistung macht sich manchmal schon frühzeitig durch wiederholte Attacken von Gürtelrose und durch die Komplikation mit Lungentuberkulose bemerkbar.

Krankheitsbild, Komplikationsmöglichkeiten und Prognose der differentialdiagnostisch in Betracht zu ziehenden malignen Lymphome unterscheiden sich nicht wesentlich von den verschiedenen Verlaufsformen der Lymphogranulomatose. Sie werden darum hier nicht gesondert besprochen. Die kleinzellige Lymphoretikulose, das Sézary-Syndrom, die Mykosis fungoides und das Germinoblastom weisen große Ähnlichkeit mit den gutartigen Verläufen, Lymphosarkom und Retikulumzellsarkom (neuere Bezeichnung: Immunoblastom) mit den akut bösartig verlaufenden Formen der Lymphogranulomatose auf. Ein Unterschied besteht allerdings darin, daß die primären Sarkome der lymphoretikulären Gewebe anfänglich besser auf die Behandlung ansprechen als die sarkomatösen Formen der Lymphogranulomatose.

3.14.4 Therapie

Die Behandlung der Lymphogranulomatose folgt gewissen allgemeinen Grundsätzen, die sich auf die vorherige Stadiendiagnose beziehen. Daneben gibt es Varianten aus der Erfahrung einzelner Behandlungszentren und solche aus der Notwendigkeit, individuelle Gegebenheiten zu berücksichtigen.

> *Die Erfahrungen der letzten 20 Jahre haben gezeigt, daß die systematische Erfassung großen Patientenserien in spezialisierten Zentren auch in der Onkologie bedeutende und bis dahin unerreichte Erfolge verspricht. Die Lymphogranulomatose, früher ein grundsätzlich unheilbares Leiden, jetzt in vielen Fällen auf die Dauer heilbar geworden, ist dafür ein gutes Beispiel.*

Voraussetzung ist die frühzeitige Diagnose und die Abstimmung der Behandlung mit einem auf dem Gebiet der Onkologie erfahrenem Klinikzentrum. Folgende Maßnahmen kommen schematisch in Betracht:
1. Diagnostik und Stadienerfassung nach dem zuvor (Seite 128) gegebenen Schema. Bei unter 50-jährigen Kranken möglichst in jedem Fall Splenektomie. Bei älteren Patienten Entscheidung über die Splenektomie von Fall zu Fall.
2. Stadien I und II: Röntgentherapie mit Megavoltquelle auf alle zugänglichen Lymphome, mit Gesamtdosen pro Herd von 3500 bis 4000 rad. innerhalb von 4–5 Wochen.

3. Stadien III und IV: Chemotherapie mit mehreren Stoffen von verschiedener Wirkung, etwa Stickstofflost zusammen mit Vincristin, Procarbazin und Prednison in hoher Dosierung in 14-tägigen Zyklen, abwechselnd mit 14-tägigen Intervallen, möglichst für die Dauer von 6 Monaten. Dem Auftreten von bedrohlicher Markaplasie, peripherer Neuropathie, unstillbarem Erbrechen, Psychosen, Ulcera, Cushing-Syndrom oder akuter Infektion wird zunächst durch Dosisreduktion und symptomatische Maßnahmen begegnet. Auf diese Weise werden in vielen Fällen auch in fortgeschrittenen Stadien noch jahrelange, unter Umständen wiederholbare Remissionen erzielt.
4. Gut zugängliche örtliche Lymphome werden auch in fortgeschrittenen Fällen noch mit Bestrahlung angegangen, besonders wenn sie lebenswichtige Organe, Nerven oder Gefäße bedrohen. Bei drohender Querschnittslähmung muß ohne Verzug die Laminektomie durchgeführt werden.

Prognose. Die Lymphogranulomatose ist heute grundsätzlich heilbar. Die Frühdiagnose und die ambulante hausärztliche Beratung der Lymphogranulomatosekranken haben große Bedeutung für die Verbesserung der Überlebens- und Heilungsaussichten. Sie lassen sich beeinflussen durch den guten, dauernden Kontakt mit dem Kranken, der bewirkt, daß auch bei Rückfällen die Zuversicht nicht verloren und zur rechten Zeit die klinische Behandlung wieder aufgesucht wird. Das ist nur möglich, wenn auch der Hausarzt aus seiner Kenntnis der Besonderheiten der Krankheit dem Patienten symptomatische Linderung anzubieten und ihm dadurch die Zuversicht, die bestmögliche Hilfe zu erhalten, auf die Dauer zu vermitteln vermag.

Sachregister

Abort, septischer 23
Achylia gastrica 49, 55
Aderlaßanwendung 89
Äthanoltest, positiver 24
Agammaglobulinämie, idiopathische 83, 84
Agnogenic Myeloid Metaplasia (AMM) 98–103
Agranulozytose 10, 16, 70–74, 112
–, akute 73
– auslösende Medikamente 72
AHG-Mangel 79
– Präparate 81
Akanthozytosis 61
Aleukämische Hämoblastose 37
Aleukia hämorrhagica 36
Alkalische Leukozytenphosphatase 86
Alkoholschmerz 124
Allergische Reaktion 10
Amyloid 3, 121
Amyloidose 118
Anämie 13, 22
–, akute 4
–, aplastische 2, 45, 72, 90, 92, 107, 112
–, –, Diagnose 37
–, – (Knochenmarksinsuffizienz) 35–41
–, – akute 75
–, aregenerative 36
–, hämolytische 45, 55–70, 98
–, – angeborene 56, 65, 68
–, –, chronische toxisch- 68
–, –, endogene 56
–, –, enzymopathische 61
–, –, erworbene 9
–, –, erworbene endogene 69
–, –, exogene 56, 62–65, 67–70
–, –, mikrozytäre 60
–, –, normochrome 60, 61, 62
–, –, serogene 61, 75
–, hyperchrome 14, 50, 92
–, hypochrome 14, 41
–, hypoplastische 36
–, kältehämolytische 67
–, makrozytäre 62
–, megaloblastische, megalozytäre, hyperchrome 48, 52, 53
–, mikrozytäre 62
–, normochrome 14, 24, 25, 62, 92
–, perniziöse 6, 49, 51–53
–, – (Morbus Biermer-Addison) 48–55
–, primäre refraktäre 36
–, refraktäre 21, 92
–, sekundäre 20
–, –, bei chronischen Leiden 20
–, –, bei Malignom 45
Anämiediagnostik 15
Anämiesymptome 2
Angina agranulozytotica 71
Anisozytose 9, 11, 50, 62, 108
Annulozyten 11, 44
Antiglobulintest 24, 62
Antihämophiles Globulin 78
Antikörpermängel, humorale 83
Antikörpermangelsyndrom (AMS) 82–85, 102, 105, 107, 121, 122
–, idiopathisches 84
–, partielles 82
–, zellgebundenes 82
Antikörper, medikamentöse 62
Antimetabolite 52
Aplastische Krisen 66
Arthritis urika 4
Äthanoltest (Godal) 17, 18
Atransferrinämie 45
Autoantikörper 105

Basophile Tüpfelung 10, 11, 60
Bence-Jones-Plasmozytom 116
Benzidinprobe 18, 19, 22
Berliner Blaureaktion 57
Beutler-Test 63
Bilirubin, direktes 57
–, indirektes 51
Bilirubinerhöhung 6
Blackfan-Diamond-Anämie 36, 37
Blast-Zellen 10, 13
Blastenschub, „finaler" 96
Bleianämie 45
Bleibestimmung 64
Bleisaum 64
Bleivergiftung 10, 68
–, chronische 64, 70
Blind-loop-Syndrom 52
Blutarmut 13
Blutausstrich 9
–, Auswertung 10
–, gefärbt 11
Blutausstrichbefunde 16
Blutbild 8–13

Blutbild
–, subleukämisches 92
Blutbefunde, leukämisches Bild 94
–, subleukämisches Bild 94
Bluterkrankheit 77
Blutgerinnung, Bestimmung 17
Blutgerinnungsstörungen 18
Blutgifte, chemisch hämolysierende 63
Blutkörperchensenkung 5–8
–, qualitative Beurteilung 6–8
Blutkrankheiten, primäre 1
Bluttransfusion 38, 62
–, unverträgliche 24
Blutung 22
–, gastrointestinale 43
–, occulte 19, 20
Blutungsanämie 37
Blutungsanamnese 78
Blutungsneigung 23
–, gerinnungsfaktorenabhängig 18
–, kapillarabhängig 18
–, plättchenabhängig 18
Blutungszeit 16, 17, 79
Blutverlust, chronisch occult 22
Blutviskosität, erhöht 88
Brilliantkresylblau 13
Bürstenschädel 58, 59

Chelatbildner 68
Chlorom 112
Chylomikronen, Vermehrung 6
Cooley-Anämie 59
Coombs-Test 62
Cortisol 21
Cushing-Syndrom 21
Cyanocobalamin 49
Cytostatica 113, 114
Cytostatische Chemotherapie, Nebenwirkungen 115

Defibrinierungssyndrom 23
Desferrioxamin 68
Differentialblutbild 9
Diphyllobothrium latum 52
Drepanozyten-Sichelzellen 12
Drepanozytose 59, 66, 68
Durchblutungsstörungen 23

Ehrlich'sche Aldehydreaktion 18
Eisenbedarf 41
Eisenbehandlung, oral 46, 47
Eisenbindungskapazität 44

Eiseninjektion, i. v. 47
Eisenmangel 3, 6, 9
– Anämie 19, 41–48, 78
– –, Diagnose 44
– –, Ursachen 42
Eisenstoffwechsel, Schema 42
Eisenvergiftung 48
Eisenverwertungsstörung 20
Eisenzufuhr, intramuskular parenteral 47
Eiweißmangel, schwerer 45
Elliptozytose 61
Enzephalopathie 120
Enzymdefekt 24
–, genetisch 26
Enzyme, proteolytisch 23
Enzymopathien 45
Eosinophilie 10
Epitheloidzellen 127
Erythematodes visceralis 23, 112
Erythrämie 34
Erythro-Aplasie 36
Erythroblastische Markumwandlung 58
Erythroblastopenie, erworbene 37
Erythrodermien 104
Erythrophagozytose 62
Erythropoese 58
– Darstellung 33
–, extramedullär kompensatorisch 58
– Hemmung, medikamentöse 37
–, megaloblastische 54
Erythropoesestörung 22, 32–34
– Angriffspunkte 34
Erythropoetin 21, 34
Erythropoetinmangel 20
Erythropoetische Porphyrie 61
Erythrozytärer Antikörper 6
Erythrozyten 57
–, Fragmentation an Fibrinfäden 25
–, fragmentierte 18, 24, 25
–, kernhaltige 9, 62
–, normale 11
Erythrozytenagglutination 9
Erythrozytenanomalien 11, 12
Erythrozytenlebensdauer 57
Erythrozytenmembran 61
Erythrozytenproduktion 14
Erythrozytenresistenz, mechanische 60, 62
–, osmotische 60, 62
Erythrozytenvolumen 15
Erythrozytenzählung 14, 15

Erythrozytenzahl 15
Erythrozytenzylinder 19
Erythrozytolyse 56
Erythropoetinproduktion, erhöht 87
Essigsäurekochprobe 19

Fanconi-Anämie 36, 37
Färbeindex 16
Fibrin 23, 74, 78
–, monomeres 17
Fibrinausfällung 23
Fibrinspaltprodukte 17
Fibrinogen 23, 74, 78
Fibrinogenmangel 79
Fibrinogenverminderung 86
Fibrinolyse 80
Fieber, intermittierend 3
–, septisch 3
–, undulierend 3
Folsäure 49
Folsäuremangel 20, 52
Folsäuremangelanämie 10
Fragmentozyten 12, 60
Fundus polycythaemicus 88
Funikulare Spinalerkrankung 52, 55

Gammaglobulin 84
Gastrointestinale Blutung, Ursachen 43
Geldrollenbildung 10
Gelenkblutungen 78
Gerinnung, disseminierte intravasale 18, 23, 25, 62, 75
Gerinnungsfaktoren 17, 23, 77
Gerinnungszeit 78, 79
–, verlängert 18
Germinoblastom 129
Gicht, sekundäre 88
Glossitis, atrophische 43
G6PD (Glukose-6-Phosphatdehydrogenase) 64
– Hämolyse 69
– Mangel 64
Granulomatosen, benigne 126
Granulozyt, basophiler, segmentkerniger 8
–, eosinophiler, segmentkerniger 8
–, neutrophiler, segmentkerniger 8
–, neutrophiler, stabkerniger 8, 9
Granulozyten, alkalische Phosphatase 95, 100
–, basophile 9
–, eosinophile 9
–, hypersegmentierte 10
–, Linksverschiebung 10
–, segmentkernige 9
Granulozytopenie 38, 70
–, benigne 72
Gumprecht'sche Schatten 104

Haarzell-Leukämie 10, 105
Hämatische Osteodysplasie 58
Hämatokrit 6, 15, 16
Hämatologisch bedeutsame Inkompatibilitäten 32
Hämatologische Komplikationen 20
– Nebenwirkungen der Therapie 25–32
– – – Anthelmintica 27
– – – Antibiotica 27
– – – Antidepressiva 27
– – – Antidiabetica 27
– – – Antihistaminica 28
– – – Antihypertonica 28
– – – Antikoagulantien 28
– – – Antikonvulsiva 28
– – – Antiprotozoika 28
– – – Antipyretica 28
– – – Antirheumatika 29
– – – Atropinähnlichen Drogen 29
– – – Cytostatica 29
– – – Digitalis-Glykoside 29
– – – Diuretica 29
– – – Enzyme 30
– – – Halluzinogene 30
– – – Hämotherapie 30
– – – Hypnotica 30
– – – Kardiaca 29
– – – Sedativa 30
– – – Sulfonamide 30
– – – Strahlen 30
– – – Thyreostatica 30
– – – Tranquilizer 31
– – – Tuberkulostatica 31
– – – Vaccination 31
Hämatopoese, extramedulläre 58, 86
–, vorgeschädigte 26
Hämaturie 19
Hämiglobin (Methämoglobin) 63
Hämoblastosen 3, 4, 6, 52, 71
–, akute 72, 75
–, –, undifferenzierte 10
Hämoblastosen
–, unreifzellige 107–115
Haemoccult-Test 19
Hämoglobin 57

– Hämoglobin, A_1, A_2, F 60
Hämoglobinabbau 58
Hämoglobinämie 24, 57
Hämoglobinanomalie 60
Hämoglobinbestimmung 13–15
Hämoglobinbildung 14
Hämoglobindefekte, genetisch 26
Hämoglobinelektrophorese 61
Hämoglobingehalt, Schätzung des 14
Hämoglobinmangel 41, 46
Hämoglobine, pathologische 60
–, zirkulierende 14
Hämoglobinopathien 45
Hämoglobinurie 18, 57
Hämoglobinzylinder 18
Hämolyse 22, 24, 25, 48, 51, 107
–, akute 66
–, chronische 68
–, infektiös-toxische 64
–, mechanische 16, 64
–,–, – kardiogene 70
–, parasitäre 64
–, pathologische 55
–, sekundäre 24
–, serogene 67, 68
–, toxische 64
Hämolyse-Syndrom 12
Hämolysezeichen 59
–, spezifische 57
Hämolytische Anämien siehe Anämien
– Cholestase 2
– Krisen 3, 4, 66
– Schübe 38
– Störung, Diagnose 65
Hämolytischer Ikterus 61
Hämophilie 4
– A 77, 78
– und Koagulopathien 77–81
Hämosiderose 48, 66
Hämotherapie, gezielte 38
Halbwertszeit 57
Haptoglobin 51, 57
Haptoglobinnachweis 57
Haptoglobinverminderung 59
Hautjucken 2
Hautpigmentation 98
Heinz-Innenkörper 62, 63
Heinz-Körper-Test 62, 63
Herpes zoster 5, 106
Herzklappenprothese 25, 68
Hiatushernie, inoperable 48
Hoher Gaumen 60

Hospitalismus 73
Hyperbilirubinämie 57
Hyperheparinämie 80
Hyperchromie 10
Hyperfibrinogenämie 17
Hyperfibrinolyse 17
Hyperkalzinämie 119
Hyperkoagulabilität 23
Hypersplenismus 68
Hypochromie 9, 11
Hypogammaglobulinämie 105
Hypogenitalismus 45
Hypophysenvorderlappeninsuffizienz 45

Idiopathische Kältehämolysen 67
Ikterus, hämolytischer 61
Immundefekte, genetisch 26
Immundefizit 82
–, Laborbefunde 83
–, sekundäres 82, 83, 84
Immunelektrophorese 83
Immunreaktion, zellabhängige 82
Immunsuppression 38
Immunsupprimierende Medikamente 69
Inkomplette Wärmeagglutinine 61
Intrinsic-Faktor 51
Isoantikörper 24
Isoantikörperreaktion 62

Kachexie 3
Kälteagglutinine 62
Kältehämolyse 69
Kapillarblut 10
Kapillarschädigung, generalisiert 23
Kardiomyopathie 120
Karpal-Tunnel-Syndrom 120
Karzinommetastasen 126
Knochenmarkatrophie 36
Knochenmark, erythroblastische Hyperplasie 58
Knochenmarksbiopsie 126
Knochenmarksinsuffizienz 6, 35–41
Knochenmarkskarzinose 21
Knochenmarkstimulation 74
Knochenmarksveränderung, sekundäre fibrosierende 91
Knochenmarkstransplantation 38, 114
Knochenmarksuntersuchung, histologische 21
Koagulopathien 17
–, angeborene 79
–, erworbene 79, 80

– und Hämophilie 77–81
Körpereisendepot 46
Koilonychie 43
Kugelzellenanämie 9, 59, 60, 66, 68, 69

Lactatdehydrogenase 51, 58
Leberbiopsie 126
Lebervergrößerung 4
Leukämie 16, 22
–, akute 38, 107–115
–, – lymphoblastische 112, 113
–, – myeloblastische 96
–, chronische granulozytäre (CGL) 93–98
–, chronische myeloische (CML) 4, 93–98
–, kindliche akute 109
–, myeloblastische 112, 113
–, myelomonozytäre 112
–, promyelozytäre 112
–, reifzellige lymphatische 103–107, 116
–, schwelende 112
Leukämisches Blutbild 94
Leukämoide Reaktion 21, 22, 95
Leukoerythroblastic Anaemia with Myelosclerosis 98–103
Leukosarkomatose 91
Leukose, akute 90
–, aleukämische lymphatische 105
–, chronisch granulozytäre 95
–, erythroblastische (Di Guglielmo) 111
–, kleinzellige 110
–, lymphoblastische 110
–, megakaryoblastische 111
–, monoblastische 110
–, myeloblastische 110
–, paramyeloblastische 110
–, promyelozytäre 111
–, reifzellige lymphatische 4
Leukozyten, Vermehrung 6
Leukozytenanstieg 62
Leukozytopenie 91
Leukozytenzählung 16
Lungenfibrose 90, 98
Lungenhämosiderose 43
Lupus erythematodes visceralis, Thrombozytopenie 75
Lymphatische Infiltrate 106
– Leukose, beginnende 10
Lymphknotenbiopsie 126
Lymphogranulomatose 3, 10, 105, 116, 123–130
–, Diagnose 128

Lymphogranulomatöse Infiltrate der Haut 124
Lymphom 4, 106, 123
–, abdominell 4
–, axillär 128
–, entzündlich 105
–, generalisierend 106
–, herdförmig 106
–, infektiös 126
–, malignes 4, 75, 126
–, mediastinal 4, 128
–, mesenterial 128
–, paraaortal 128
Lymphopenie 82
Lymphoretikulose, kleinzellige 129
Lymphosarkom 105, 129
Lymphozyt, abnormer 13
–, großer 8
–, kleiner 8
Lymphozyten 9
–, atypische 10
Lymphozytopenie 10, 82–85
–, absolute 82
Lymphozytophtise, essentielle 84
Lymphozytose, relative 10

Magenkarzinomrisiko 54
Magenresektion 43
Makroglobulinämie 6, 10
– Waldenström 118
Makroglossie 3
Malabsorption 43
Malaria 10
Mangelanämie 53
Mangelernährung 52
Markatrophie 35
Markfibrose 93
Marchiafava-Anämie 62
Marschhämoglobinurie 68
Marschhämolyse 70
MCHC (mittl. Hämoglobinkonzentration der Erythrozyten) 15
Medikamentöse Antikörper 62
Megakaryozyten 75
–, atypische 89, 91
Megaloblasten 48, 50
Megalozyten 48, 50
Megalozytose 10
Menorrhagie 48
Mesenterialvenenthrombosen 92
Metamyelozyt 13
Methämoglobin 62, 63

Methämoglobinämie, akute 69
–, familiäre 63
Methämoglobinbildung 3, 63
Methämoglobinnachweis 63
Mikroangiopathie 25
Mikrohämaturie 19
Mikrosphärozytose 9, 59, 66
Mikrothromben 23
Mikrothrombosen 3
Mikulicz-Syndrom 106
Milzbestrahlung 93
Milzbiopsie 126
Milzinfarkt 4, 92, 96
Milzvergrößerung 4
Mittelmeeranämie 59, 60
„Mongolenfalte" 60
Mononukleose, infektiöse 10, 32
Monozyten 8, 9
–, atypische 10
Morbus-Brill-Symmers 105
– Hodgkin 123–130
– Kahler 115–123
– Osler 48
– Raynaud 92
– Waldenström 105
– Werlhofii 74–77
Mundwinkelrhagaden 43
Myeloblasten 94
Myeloblastenschub 96
–, terminaler 102
Myeloblastose 99
Myelofibrose 4, 9, 37, 67, 85, 90–92, 95, 97–103, 105
–, akute Verlaufsform 102
–, sekundäre 101
Myelom 3, 6, 10, 52, 115–123
–, Diagnose 119
– Osteolyse 123
–, tumorartige Entwicklung 120
Myelomzacke 116
Myelomzellen 116
Myeloproliferation 85
Myeloproliferative Störungen 85–103
Myelose, atypische granulozytäre 91
–, funikuläre 4
–, granulozytäre 100
–, megakaryozytäre 85, 89–93, 95, 98, 100, 101
–, reifzellige granulozytäre 4, 85, 89, 93–101, 103
–, tumoröse megakaryozytäre 102
–, unreifzellige megarkaryozytäre 93

Myelostimulation 39
Myelotomie 21, 36, 37, 71
Myelozyt 13
Mykosen 106
Mykosis fungoides 129
Myxödem 45

Neoplasie 67
Neoplastische Retikulose 37
Nierenleiden 26
Normoblast 13
Normozytose 11
Null-Senkung 6

Oesophagusvarizen 102
Oesophagusvarizenblutung 92, 102
Osmotische Resistenz 51
Osteodysplasie 59
–, hämatische 60
Osteomyelitis 21
Osteomyelosklerose 4, 9, 37, 67, 85, 92, 95, 98–103
–, akute Verlaufsform 102
Osteoporose 106, 118
–, diffuse 117
–, generalisierte 120
Osteosklerotische Formen 120
Ovalozyten 12
Oxyhämoglobin 13

Panzytopenie 6, 24, 35, 36
–, akute 66
Panmyelopathie 36
Panmyelophthise 36
Paraproteinablagerung 117
Paraproteinämie 120
–, benigne monoklonale 119
Paraproteinzacke 116
Parasiten 25
Pel-Ebstein Fieber 3
– – Typ 124
Petechien 75
Phagozytose 61
Philadelphia-Chromosomenanomalie 93, 95, 96, 100
Phlebothrombose 4
Phythämagglutinintest 83, 125
Plättchen 50
Plättchenfunktion 17
Plättchenlebensdauer 75
Plättchenmangel 16, 18
Plättchentransfusion 76

Plasmaviskosität 22
Plasmazelle 13
Plasmazelldyskrasie 116, 119
Plasmozytome 115–123
–, solitäre 118
Plasmozytomniere 119
Plummer-Vinson-Syndrom 2
Poikilozytose 9–11, 50, 108
Polyarthritis, primär chronisch 21
Polychromasie 9, 11, 50, 60, 62
Polyglobulie 21, 34
–, sekundäre 87
Polyneuropathien 4, 52, 53, 120
Polyzythämie 34, 85, 91, 95, 100, 101
–, sekundäre (Polyglobulie) 21
Polyzythämia vera 4, 6, 85–90, 98, 99
– –, Differentialdiagnose 87
Polyzythämische Vorstadien 91
Porphyrie 4
–, akute intermittierende 4
Porphyrinurie 18
Priapismus 4, 96, 98
Proerythroblasten 34
Promegaloblasten 48, 50
Promyelozyt 13
Protein, Bence-Jones- 19
Proteinurie 19
Proteolytische Enzyme 23
Prothrombinmangel 79
Prothrombinzeit nach Quick 79
Pure red cell aplasia 36, 37
Purpura, abdominelle 4
– hyperglobulinaemica 118

Rash-Syndrom 32
Reizpolyglobulie 87
Retikulose 3, 4
–, kleinzellige 105
–, maligne 6
–, neoplastische 37
Retikulo-Sarkomatose 71
Reticulozyten 11, 13, 62
–, Vermehrung 6
Retikulozytenzählung 13, 15
Retikulozytenzahl 58, 59
Retikulozytose 58
Retikulumzellsarkom 129
Retraktion 17, 79
–, mangelhafte 17
Rheumatische Krankheiten 26
Riesenkerne 50
Riesenstabkernige 10

Sarkoidose 67
–, Thrombozytopenie 75
Sarkom, granulozytäres 112
Sarkomatose 72
Sattelnase 60
Schick-Hauttest 82
Schilling-Test 51
Schizozyten 9, 10, 12, 25, 60
Schleimhautbrennen 2
Schleimhautulzera 3
Schmerz-Krisen 66
Schwerkettenkrankheit 116
Sepsis 72, 112
–, bakterielle 75
Serumhaptoglobin 57
Septikämie 21, 23, 25
Sézary-Syndrom 105, 129
Siaprobe 6, 118
Sichelzellanämie 3, 69–51
Sichelzellkrise 61
Sichelzelltest 61
Sphärozyten-Kugelzellen 12
Sideroachrestische Störungen 45
Sphärozytose 9
Splenektomie 38, 68, 69, 76, 93, 98, 103, 129
–, diagnostische 127
Splenomegalie 4, 24, 25
Splenopathische Knochenmarkshemmung 37
Spontanfrakturen 117
Stachelzellen 10, 12, 25
Stadieneinteilung 127
Stadienerfassung 129
Status praeleucaemicus 112
Stechapfelformen 19
Sterile Pflegeeinheit 73
Sterkobilin 51, 57
Sterkobilinogen 57
Sterkobilinausscheidung 57, 59
Sternalpunktion 58
Sternberg-Zellen 125, 127
„Strohgelbe" Haut 50
Stuhl, Blutspuren 19
Stuhluntersuchungen zum Blutnachweis 19
Sturzsenkung 6
Subikterus 50, 59
Subleukämisches Blutbild 92, 94
Substantia granulofilamentosa 13, 58
Suffusionen 3, 75
Sulfhämoglobin 14

137

Target-Zellen 9, 12, 60
Thalassämia major 59, 60
– minor 45, 59
Thalassämie 9, 66, 68
Thrombasthenie 17
Thrombokinase 22, 74, 78
– Wirkung 23
Thrombophile Diathese 22
– –, generalisierte 23
Thrombose 22
Thrombosegefährdung 46
Thromboseneigung 96
Thrombozyten, Vermehrung 6
Thrombozytenzählung 16
Thrombozythämie 3, 16, 91–93
–, idiopathische essentielle 91
–, mikrothrombotische 92
Thrombozytopathien, angeborene 75
Thrombozytopenie 3, 16, 17, 74–76, 98, 101
–, allergische 75
–, idiopathische 91
Thrombozytopenische Blutungsneigung 16
– Purpura, idiopathische 74–77
Toxine 25
Transfusion 69
Transfusionsreaktion 23
Trommelschlegelfinger 21
Tuberkulose, Thrombozytopenie 75
Tumoren, maligne 26
Turmschädel 60
Typendiagnose 125

Übersegmentierung 50
Unterschenkelulzera 3
Urin, roter, Diagnose 18, 19
Urobilinkörper 18
Urobilinogenurie 24
Urobilinogenreaktion 57
Urobilinurie 18, 50

Ventilationsstörung, kardiale 21
–, pulmonale 21
Verbrauchskoagulopathie 10, 17, 23, 112
Vibrationsempfinden, Störung 50
Vitamin B_{12} 49
–, Malabsorption 52
– Mangel 4, 52
– Mangelanämie 10
– –, Therapie 54
– Resorption 49
– Resorptionsstörung 51
– Verbrauch 52

Werlhof-Syndrom 10

Zellmembranschädigung 24, 25
Zellzählung 10
Zellsequestration 24
Zungenbrennen 43, 50
Zyanhämiglobin-Bestimmung 14
Zyanose 21

Medizinisch und wirtschaftlich rationale Arzneitherapie

Herausgeber: H. Kewitz
Unter Mitarbeit zahlreicher Fachwissenschaftler

1978. 51 Abbildungen, 69 Tabellen.
Arzneimittelverzeichnis. XXII, 358 Seiten
DM 38,–; US $ 19.00
ISBN 3-540-08619-6

Entwicklung, Herstellung und Verteilung qulitativ hochwertigster Arzneimittel in so großen Mengen, daß zahllose Menschen in den verschiedenen Teilen der Welt geholfen werden kann, gehören zu den faszinierenden Leistungen unserer Zeit. Die Fortschritte der medizinischen Wissenschaft sind dadurch in einer bis dahin undenkbaren Weise zum Nutzen der Allgemeinheit beschleunigt worden. Diese rasante Entwicklung hat allerdings auch eine unsinnige Ausweitung des Angebotes durch unzählige Präparate mit sich gebracht, was einen erheblichen Faktor in der Kostenexplosion im Gesundheitswesen darstellt.

Dieses Buch zeigt an Beispielen die Prinzipien rationaler und wirtschaftlich vernünftliger Therapie auf. Die vorgeschlagenen therapeutischen Konzepte basieren stete auf der Pathogenese der Krankheiten und der für den therapeutischen Effekt maßgeblichen Wirkungsweise der verschiedenen Arzneimittel. Die empfohlenen Arzneimittel wurden nach den Gesichtspunkten einer Kosten-Nutzen-Analyse ausgewählt. Dies galt insbesondere für die Kombinationspräparate.

Das Buch erleichtert den Studenten und niedergelassenen Ärzten die Orientierung auf den Arzneimittelmarkt. Es gehört heute mehr denn je in die Hand eines jeden Arztes.

Inhaltsübersicht:
Die Behandlung des akuten Myokardinfarktes vor der Krankenhausaufnahme. – Therapie der Angina Pectoris. – Hochdruck Behandlung. – Die medikamentöse Behandlung der Herzinsuffizienz. – Behandlung der Rhytmusstörungen des Herzens. – Gesichertes in der Therapie der chronischen arteriellen peripheren Durchblutungsstörungen. – Thromboseprophylaxe mit Acetylsalicylsäure. – Die medikamentöse Therapie der chronisch obstruktiven Lungenkrankheiten. – Behandlung des Diabetes mellitus. – Behandlung der Hyperlipoproteinämien. – Anämie-Behandlung. – Rheumatherapie. – Arzneitherapie bei Osteoporose, Osteomalazie und Osteodystrophie (PAGET). – Behandlung von chronischen Lebererkrankungen. – Auflösung und Verhütung von Gallensteinen. – Beschleunigte Heilung des Magen- und Duodenalulcus. – Arzneianwendung bei Diarrhoen. – Chemotherapie der bakteriellen Infektionen des Harntraktes. – Auflösung und Verhütung von Nierensteinen. – Behandlung von Schlafstörungen. – Psychopharmaka in der Allgemeinpraxis. – Parkinson-Therapie. – Therapie der Migräne. – Arzneimittel im Alter. – Arzneimittelverzeichnis.

Preisänderungen vorbehalten

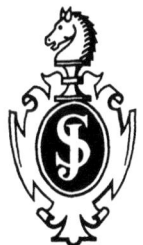

Springer-Verlag
Berlin
Heidelberg
New York

Taschenbücher Allgemeinmedizin

Herausgeber:
N. Zöllner, S. Häussler,
P. Brandlmeier,
I. Korfmacher

Die Allgemeinpraxis
Organisationsstruktur –
Gesundheitsdienste –
Soziale Einrichtungen
Von P. Brandlmeier,
R. Eberlein, H. J. Florian,
U. Franz, F. Geiger,
H. Haack, F. Härter,
H. Pillau, M. Pilz,
O. Scherbel, W. Segerer,
H. Sopp
Bandherausgeber:
P. Brandlmeier. 1974.
31 Abbildungen.
X, 134 Seiten
DM 16,–; US $ 8.00
ISBN 3-540-06700-0

In einem Band:
W. Leydhecker
Augenheilkunde für den Allgemeinarzt
A. Kollmannsberger
Neurologie
1978. 56 Abbildungen,
37 Tabellen. XII, 180 Seiten
DM 29,80; US $ 14.90
ISBN 3-540-08514-9

H.-G. Boenninghaus
Hals-Nasen-Ohrenheilkunde für den Allgemeinarzt
1976. 28 Abbildungen.
XII, 103 Seiten
DM 24,–; US $ 12.00
ISBN 3-540-07737-5

Gastroenterologie
Von P. H. Clodi, K. Ewe,
F. H. Franken,
G. Gohrband, C. Herfarth,
J. Horn, K. Krentz
Bandherausgeber:
P. H. Clodi
1976. 9 Abbildungen,
78 Tabellen.
XX, 203 Seiten
DM 29,80; US $ 14.90
ISBN 3-540-07820-7

Hausärztliche Versorgung
Bereitschafts- und Notdienste, Der kranke Mensch, Labordiagnostik
Von F. Brandlmeier,
U. Franz, F. Geiger,
H. Hege, I. Korfmacher,
E. Pillau, R. Pohl,
H. H. Schrömbgens,
H. Sopp, W. Zander,
W. Zierhut, B. Zönnchen
Bandherausgeber:
P. Brandlmeier
1974. 22 Abbildungen.
XVI, 139 Seiten
DM 18,–; US $ 9.00
ISBN 3-540-06999-2

Infektions- und Tropenkrankheiten
Von H. Blaha,
W. D. Germer, V. Hochstein-Mintzel, H. C. Huber,
H. Stickl, G. T. Werner
Bandherausgeber:
W. D. Germer, H. Stickl
1978. 32 Abbildungen,
11 Tabellen. Etwa
180 Seiten
DM 26,80; US $ 13.40
ISBN 3-540-08513-0

Kardiologie, Hypertonie
Von F. Anschütz, U. Gaissmaier, W. Hahn, D. Klaus,
H. Lydtin, J. Schmidt,
E. Zeh
Bandherausgeber: D. Klaus
1974. 38 Abbildungen.
XXII, 248 Seiten.
DM 24,–; US $ 12.00
ISBN 3-540-06701-9

H. Loew, P. Mellin,
H. Olbing
Nephrologie – Urologie
Bandherausgeber: H. Losse
1975. 28 Abbildungen,
55 Tabellen. XII, 170 Seiten
DM 28,–; US $ 14.00
ISBN 3-540-07337-X

Stoffwechsel – Ernährung – Endokrinium
Von H. J. Bauer,
P.-U. Heuckenkamp, H. J. Karl, P. May, E. Standl,
G. Wolfram, N. Zöllner
Bandherausgeber:
N. Zöllner, G. Wolfram
1975. 11 Abbildungen,
100 Tabellen.
XII, 213 Seiten.
DM 28,–; US $ 14.00
ISBN 3-540-07475-9

Preisänderungen vorbehalten

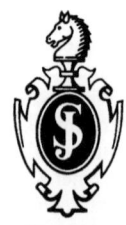

Springer-Verlag
Berlin
Heidelberg
New York

MIX
Papier aus verantwortungsvollen Quellen
Paper from responsible sources
FSC® C105338

If you have any concerns about our products,
you can contact us on
ProductSafety@springernature.com

In case Publisher is established outside the EU,
the EU authorized representative is:
**Springer Nature Customer Service Center GmbH
Europaplatz 3, 69115 Heidelberg, Germany**

Printed by Libri Plureos GmbH
in Hamburg, Germany